EBMがわかる
疫学と臨床判断

日本大学医学部公衆衛生学講師
原野 悟 著

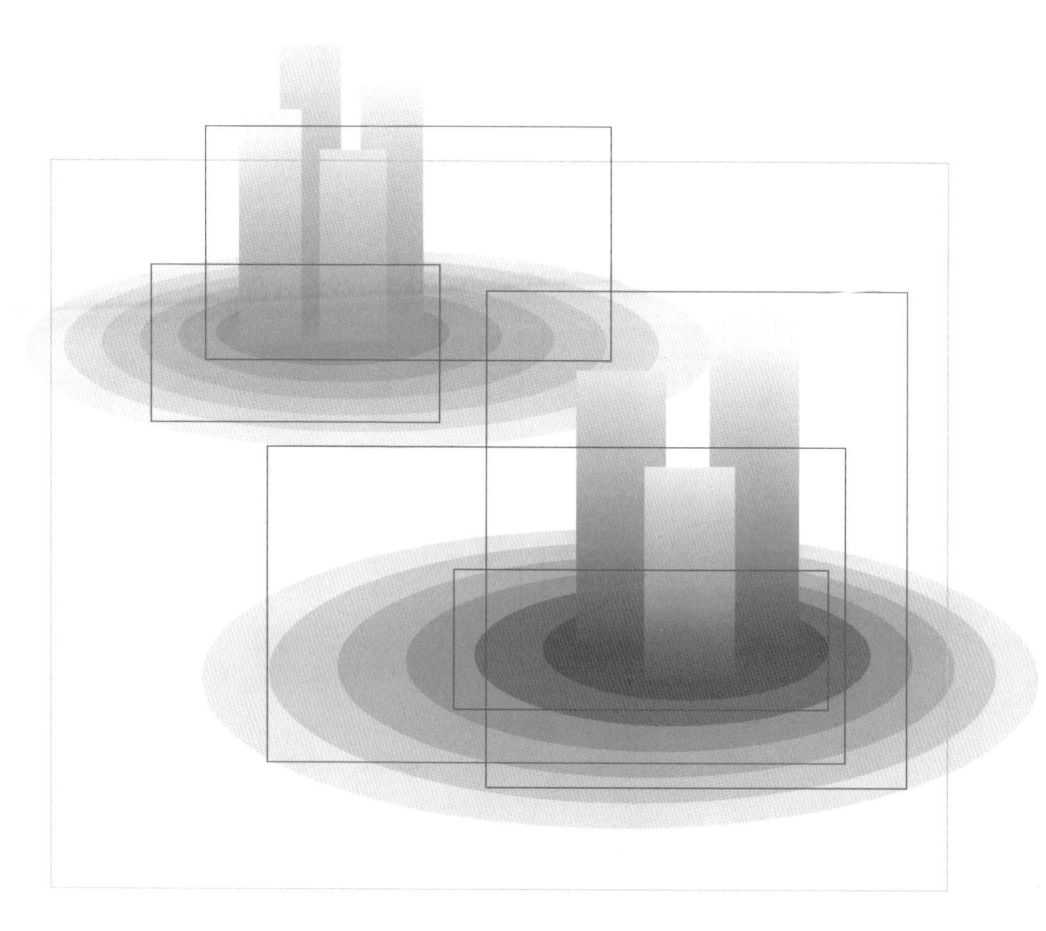

株式会社 新興医学出版社

序

　疫学はとっつきにくいもの、あるいは診療に不要なもの、という印象を持たれることが多い。はたしてそうであろうか。古典的な疫学は疾病の発生の因果関係についてさまざまな情報をもたらし、健康改善や予防など公衆衛生対策に多大な影響を与えてきた。近年になってこれらの成果の蓄積や臨床場面への応用などにより医療・保健の情報科学の側面がクローズアップされたり、医療・保健の評価に役立つツールとしての利用が増えてきたりしている。その傾向のひとつとしてEBMが盛んとなってきている。EBMは臨床疫学より派生したもので、過去の疫学的研究の成果を利用し現在の医療行為を評価し、より質が高く適切な「正しい医療」を目指したものである。我が国においては自己の行為を客観的に評価するという土壌に乏しく、疫学の研究教育の規模も小さいために、欧米より30年は遅れた感もある。

　しかし、「正しい医療」のためには今や疫学は医師、さらには他の医療保健職種にとって当たり前の基礎知識となってきていると言っても過言ではない。欧米では疫学を学ぶために公衆衛生大学院School of Public Healthの門をくぐる臨床医も増加してきており、医学部においても独立した教科として疫学が教育されている。また、医学雑誌においては臨床研究の多くは臨床疫学的な研究となってきている。

　そのような時代の流れを受けて、平成12年の医師国家試験ガイドライン改定では疫学、特に臨床疫学の内容が大幅に増えた。今後ますます増える可能性もある。そこで、本書はこの新しいガイドラインに沿いつつ、医師ならびに医学生が容易にEBMや臨床判断に必要な最低限の疫学の知識が得られるように企画された。もちろん国家試験ガイドラインの内容は必要最低限であるので臨床現場で有用と思われる事項についても付記することでさらに理解を深められるように意図した。疫学のリサーチという言葉には新しいことを発見する研究という意味ばかりでなく、マーケット・リサーチという言葉が示すような調査や評価も含まれている。この点から疫学の知識が広く活用されることを期待している。

最後に、本書の企画をご提案いただき、出版をこころよくお引き受けいただいた新興医学出版社社長の服部秀夫氏、ならびに出版にさいしてご尽力いただいた担当の林 峰子氏に感謝の言葉を贈りたい。

2001年12月

著 者

目　次

EBMがわかる疫学と臨床判断

疫学編 ··· 1
1. 疫学の概念 ··· 1
　(1) 疫学とは何か ··· 1
　(2) 頻度と分布 ··· 2
　(3) リスク要因 ··· 7
　(4) 疫学的因果関係 ··· 8
　(5) 疾病の自然史 ·· 17
　(6) 臨床医学との関連 ·· 18
2. 疫学指標 ·· 19
　(1) 率と比 ·· 19
　(2) 罹患率と有病率 ·· 20
　(3) 年齢調整率と標準化死亡比 ·· 22
　(4) 相対危険度，寄与危険度 ·· 24
　(5) オッズ比 ·· 27
3. 疫学研究・調査デザイン ·· 29
　(1) 記述疫学 ·· 29
　(2) 分析疫学 ·· 34

臨床判断学編 ·· 45
1. 根拠に基づいた医療 ·· 45
　(1) EBMの手順 ·· 46
　(2) 文献の検索方法 ·· 46
　(3) 文献の批判的吟味 ·· 46
　(4) 研究デザインと根拠の強さ ·· 51
　(5) 診療ガイドライン ·· 52

2. 臨床疫学的指標 …………………………………………54
   (1) 感度，特異度 …………………………………54
   (2) ROC 曲線 ………………………………………55
   (3) 検査前確率〈事前確率〉と検査後確率〈予測値〉………58
   (4) バイアス ………………………………………60
   (5) 患者アウトカム ………………………………63
3. 基準値 ……………………………………………………66
   (1) 基準範囲の概念 ………………………………66
   (2) 生理的変動 ……………………………………67
   (3) 性差，年齢差 …………………………………68
4. 有効性と効率性 …………………………………………69
   (1) 効率とリスク …………………………………70
   (2) 費用効果性 ……………………………………71
5. 臨床試験と倫理性 ………………………………………73
   (1) 第Ⅰ・Ⅱ・Ⅲ・Ⅳ相試験 ………………………73
   (2) ヘルシンキ宣言 ………………………………75
   (3) インフォームドコンセント …………………76

疫学編

1. 疫学の概念 (総論Ⅱ－3－A)

(1) 疫学とは何か

A. 疫学の目的

　国際疫学会で編集された疫学事典によれば，「疫学とは，特定の人口集団において，健康に関する状況または事象の分布や決定要因を研究し，この研究を健康問題の調整に応用することである」とされている．つまり，人間集団を対象にその要因や影響を定量的に分析し，問題解決に役立てることを目的とした実践的学問である．個々の疾病の病態や発生機序よりもそれが実際に人間社会でどのように働いて影響するかを問題としている．

　疫学が扱う事項には，①病因の究明，②予防，診断，治療の評価，③疾病などの頻度の推定，などがある．

　Terris (1992) はその具体的機能として次の項目をあげている．

① 宿主，病因，環境の面から危険因子を明らかにして，疾病障害の予防と健康増進を目的とした対策の科学的根拠を得る．
② 疾病障害と死亡に及ぼす諸要因の相対的な重み付けを行い，研究調査と対策の優先順位を明らかにする．
③ ハイリスク集団を明らかにして，適切な対策を確立する．
④ 人口集団の健康水準を向上させるための健康サービスの有効性を評価する．

　このように，疫学における research という言葉は，単に研究のみならず，評価のための調査も意味するものである．

B. 疫学と統計学の関係

　疫学というと，よく統計のことであると誤解されていることが多いが，疫学では統計学の知識を用いて分析を行うが統計学そのものではない．統計学

は疫学の分析のツールにすぎず，これはちょうど臨床検査で言うと，個々の検査の手技が統計学とすると，これらをいかに組み合わせ，どのように判断するかが疫学である．手術でいうとある手術法が疫学の手法とすると，結紮法などそこで用いる手技が統計学である．極端な言い方をすれば，たとえ統計学を知らなくても疫学的分析が可能な場合もある．疫学で最も大切なのは，適切な研究デザインを選択して，いかに研究調査を設計計画するか，そしてどのように分析するかで，データさえあれば行き当たりばったりでどうにでもなるというものではない．

(2) 頻度と分布 (総論Ⅱ-3-A-a)

A. 変数

データを当てはめることができる要因やそれによりもたらされる測定しうる結果を変数という．この原因や影響を与える要因の変数を**説明変数**（explanatory variable，結果を説明する要因だから）または**独立変数**（dependent variable，要因同上は独立しているから）という．これに対して，それらにより引き起こされる事象の結果を示す指標などの変数を**目的変数**（criterion variable，推定の目的となるから）または**従属変数**（independent variable，独立変数の値に従属しているから）という．疫学分析とは，この両変数の間にある関係を調べることであるともいえる．

B. データの種類

データには数量として表すことのできる**量的データ**（quantitative data）と数量でなく性質やカテゴリーを表す**質的データ**（qualitative data，または，カテゴリー・データ categorical data）がある．量的データはさらに，体重やヘモグロビン値のように小数点以下などを含む連続した値である**連続変量**と，赤血球数や死亡数のように整数で数えるとびとびの値をとる**離散変量**がある．質的データには，重症度のように順序に意味のある**順序尺度**と，出生地や性別のように順序がつけられず分類することだけに意味のある**名義尺度**がある．離散変量と順序尺度の違いは，たとえば1と2の間，2と3の間の間隔が等しいかどうかで，等間隔でその距離に意味があるのが離散変量である．説明変

数や目的変数がどの種類のデータであるかによって用いる統計手法も異なってくる。

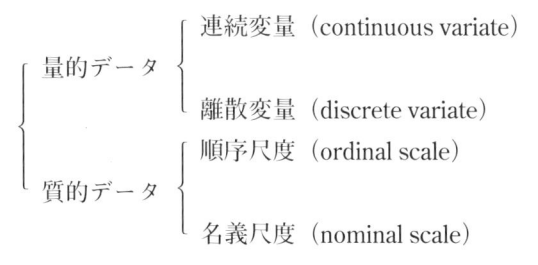

$$\begin{cases} 量的データ \begin{cases} 連続変量（continuous variate）\\ 離散変量（discrete variate） \end{cases} \\ 質的データ \begin{cases} 順序尺度（ordinal scale）\\ 名義尺度（nominal scale） \end{cases} \end{cases}$$

C. 度数と頻度

　ある値で区切った区間，例えば収縮期血圧で91から100，101から110までという値の区間を**階級**（class）という。**度数**とは，それぞれの階級に属する人数などのデータ数をいう。全体の総数に対する各階級の度数のパーセントは**相対度数**（relative frequency）といい，最初の階級からの度数の和を**累積度数**（cumulative frequency）という。階級ごとにこれら度数を示したものを**度数分布表**（frequency distribution table）という（表1）。一方，**頻度**は各カテゴリーに属するデータ数，たとえば循環器疾患，消化器疾患，神経疾患の各患者数をいう。しばしば度数と頻度は同義語みなされるが，英語で表せばともにfrequencyである。階級やカテゴリーごとに度数や頻度がどのくらいあるか，データのばらつきを示したものが**分布**（distribution）である。

※　階級の幅（間隔，広さ）を決定するには，次の式に近い整数をとる。
　　（最大値－最小値）／$\sqrt{全数}$

表1　度数分布表

階級	度数	相対度数	累積度数
200 ～ 240	3	5.00%	3
240 ～ 280	13	21.67%	16
280 ～ 320	16	26.67%	32
320 ～ 360	15	25.00%	47
360 ～ 400	7	11.67%	54
400 ～ 440	4	6.67%	58
440 ～ 480	2	3.33%	60

D. 正規分布，ノンパラメトリック

　正規分布（normal distribution）とは，あるデータのばらつきが図1のような分布を示すものをいう。正規分布は検査値の分布など自然界で多く見られるが，これをパラメータ（確率分布の基準）として行う統計・検定方法を**パラメトリック検定法**（parametric test）という。一方，人口分布やアンケートの回答など，この分布に従わない場合に用いる方法は**ノンパラメトリック検定法**（nonparametric test）という。データが正規分布に従っているかを調べるのを正規性の検定といい，解析に先立って確認する必要がある。正規分布が右に長く尾を引く場合を右への歪度があるといい，左に長く尾を引く場合は左への歪度があるという（図2）。また，正規分布の傾斜度を尖度という。左右対称で分散（標準偏差の2乗）が1であるものを特に**標準正規分布**（standard normal distribution）という。

E. 代表値

　すべてのデータの和を標本数で割った値を**算術平均**（arithmetic mean，あるいは単に**平均値** mean, average）といい，データを値の小さい順から並べてちょうど真ん中にあるデータの値を**中央値**（メディアン，median），最も数の

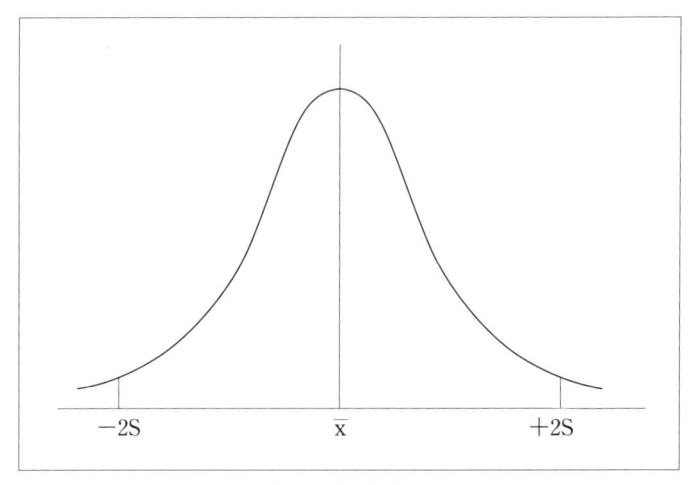

図1　正規分布

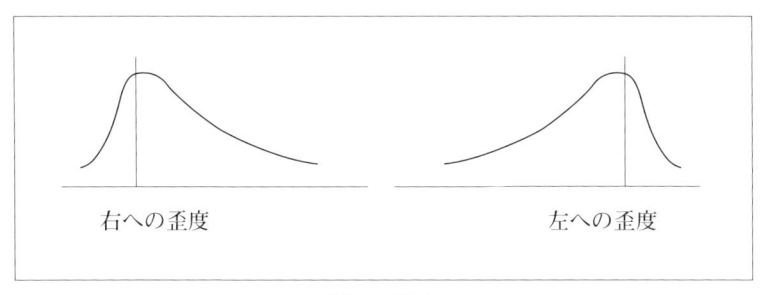

図2 歪度

多いデータの値を**最頻値**（モード，mode）といい，いずれも標本の性質を代表して示すものである。標準正規分布では算術平均も中央値も最頻値も同一となる（図3）。

平均値
$$\bar{x} = \frac{\Sigma x_i}{n}$$

$\bar{x}$：平均値
x_i：個々のデータ
n：標本数

F. 標準偏差

標準偏差（standard deviation）とはデータのばらつき度（広がり）を示す指標で，個々のデータの値から平均を引いた値の和を2乗したものを標本数で割ったものの平方根で求める。

標準偏差
$$s = \sqrt{\frac{\Sigma (x_i - \bar{x})^2}{n}}$$

標準正規分布では，これを2倍したものを平均値に足した値と引いた値の範囲にデータの約95％が含まれることになる（図4）。

G. 標準誤差

ある集団から一定数の標本を無作為に取り出して（これを**標本抽出**，sampling という）測定し，平均値を計算するという作業を何回と繰り返していくと，それぞれの標本の平均値（**標本平均** sample mean）は元の集団（これを**母集団** population という）の平均（**母平均** population mean）を中心とした正規

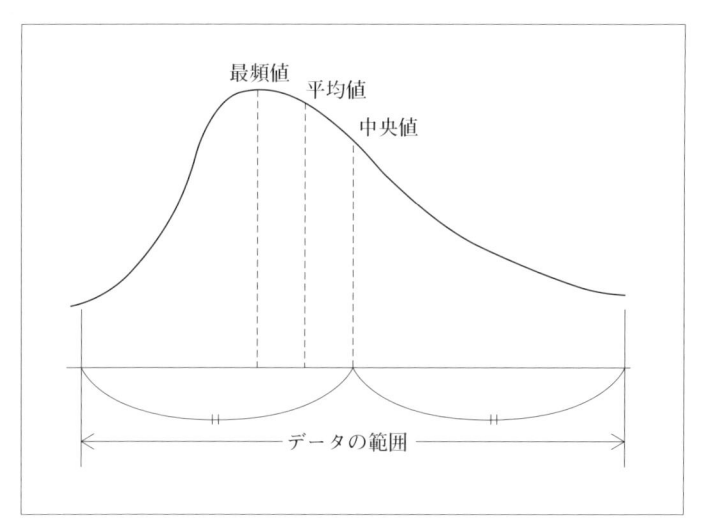

図3　代表値

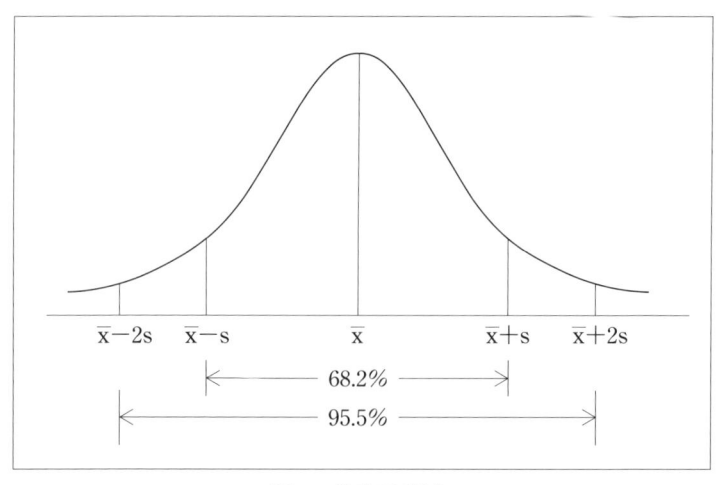

図4　分布の割合

分布を示す。この標本平均の広がりを表すのが**標準誤差**（standard error, SE）である。

$$SE = \frac{s}{\sqrt{n}}$$

（sは標本の標準偏差，nは標本数）

母集団は通常は無限大に近い一般集団（たとえば，全国民，人類一般）を想定するために，母平均を計算することは不可能である。したがって，標本平均と標準誤差より母平均を推定することとなる。標本平均の95％は（母平均±1.96×標準誤差）の範囲に入ってくるので，逆に母平均は（ある標本平均±1.96×標準誤差）の範囲に95％の確率で入ってくるといえる。

※ 母平均や母分散など母集団に関する指標は**パラメータ**（parameter），標本平均や標本分散など標本集団に関する指標は**統計量**（statistic）とよぶ。

(3) リスク要因 (総論Ⅱ-3-A-b)

疾病の発生や悪化，あるいは死亡や予後などに関連する背景因子はさまざまであるが，大きく分ければ宿主要因（疾病などが起こる本人の要因）と病因（疾病などを直接引き起こす外部の要因），環境要因（疾病などを起きやすくする宿主を取り巻く外部の要因）がある。宿主要因には年齢や性別，人種，遺伝子，体質，体調，免疫などがある。病因は微生物などの生物学的要因や化学物質などの化学的要因，放射能などの物理的要因がある。また，環境要因には，気候や住居などの物理・化学的環境，感染症の流行のような生物学的環境，人間関係や生活習慣，収入などの社会・経済的環境がある。しかし，これら要因の区別は容易ではないために，疾病の発生などに影響を与える要因を，その危険に曝す要因という意味で一括して**リスク要因**（**危険因子**，risk factor）という。また，このようなリスク要因を持っている（生活習慣など），あるいは触れたことがある（化学物質など）という場合にリスク要因への**曝露**（exposure）という。リスク要因は疾患の発生と関連が強く，それを増加させる確率が大きいものであるが，直接的に疾患の発展の元となる病理学的な基礎疾患や基礎病変と同一というものではない。疾患，特に慢性疾患や生活習慣病では，リスク要因が単独で関連するのでなく，いろいろな要因が複雑

に絡んで関連する多要因性のことが多い。
※ **SES**（Socio-economic status）：社会・経済的要因には，その疾患発生や死亡などの背景となる社会的階級（階層や地位）を規定するものがある。これをSES（社会・経済的地位）という。SESの要素にはさまざまなものが考えられるが，特に測定が可能な基本的要素として問題とされるものに，教育レベル，職業，収入，がある。

(4) 疫学的因果関係 (総論Ⅱ－3－A－c)

A. 誤差（バイアス）

　ある原因とその結果としての出来事との関連を調べる際に，観察や測定などの過程で偶然にあるいは不適切な方法により入り込む誤差があり，因果関係の判断をゆがめることがある。自然界におけるばらつきのために偶然起こる誤差を**偶然誤差**（chance error）といい，研究の**精度**（precision）を低くする。精度が高いとは，射撃にたとえると腕のよい射手ならいつも一定のところに集中させ，ばらつきが少ないことである。いつも一定であるということは再現性が高いということで，**信頼性**（reliability）があるということである。一方，精度が高くても照準が狂っているために的の中心からそれている場合がある。このように他の要因により因果関係がゆがめられて偏ることを系統的誤差または**バイアス**（bias，偏り）という。バイアスは当たった場所が目的とした場所と正確に一致しているどうかという点から**正確度**（accuracy）に関わる。また，妥当な標的に当たっているかという点からは**妥当性**（validity）ということができる。偶然誤差はある程度，分析の時にコントロールできるが，バイアスは不可能である。バイアスは研究の計画デザインの際に注意深くコントロールして避ける努力がなされなければならない（図5）。

※ 内的妥当性 internal validity と外的妥当性 external validity：内的妥当性とは，研究調査対象とした標本集団の中で，観察の結果が正確で，理屈で考えても妥当であることをいう。たとえば，効果があると知られている治療を受けた治療群では非治療群に比べて転帰がよくなっているというような場合である。外的妥当性は，これらの結果が広く一般集団にも当てはまるかどうかということで，一般化（generalization）ともいわれる。つまり，内的妥当性は標本集団内のグ

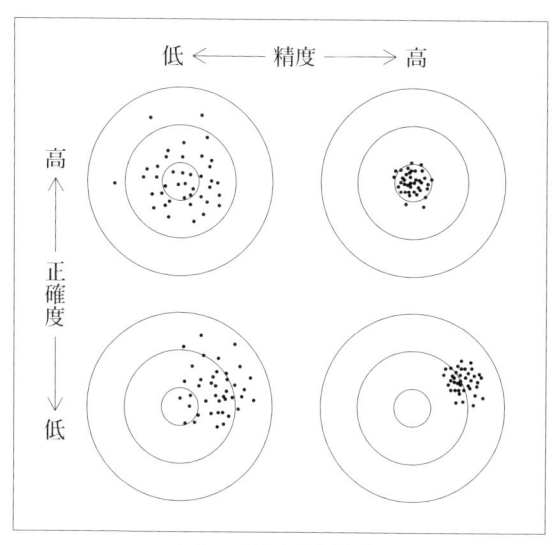

図5 正確度と精度

ループ間の関係,外的妥当性は標本と母集団との関係であるといえる。これに対して,信頼性は複数の標本集団の間での関係といえる(図6)。

B. バイアスの種類

バイアスには大きく分けて,データ収集時に生じる**情報バイアス**と,調査研究の対象者を選ぶ際に生じる**選択バイアス**がある。それぞれに属する代表的なバイアスを以下に掲げるが,その他にも多くのものが知られている。

1) 情報バイアス(information bias,または観察バイアス observation bias)

① 診断バイアス(diagnostic bias)

正確な診断が行われずに誤った診断カテゴリーに分類されることによるバイアスである。たとえば,ある医療機関では消化器疾患をレントゲン検査のみで診断するために胃炎と診断されるものが,他の医療機関では内視鏡検査で診断されるためにスキルス胃癌とされるような場合である。このようなバイアスは誤分類(misclassification)の一種である。

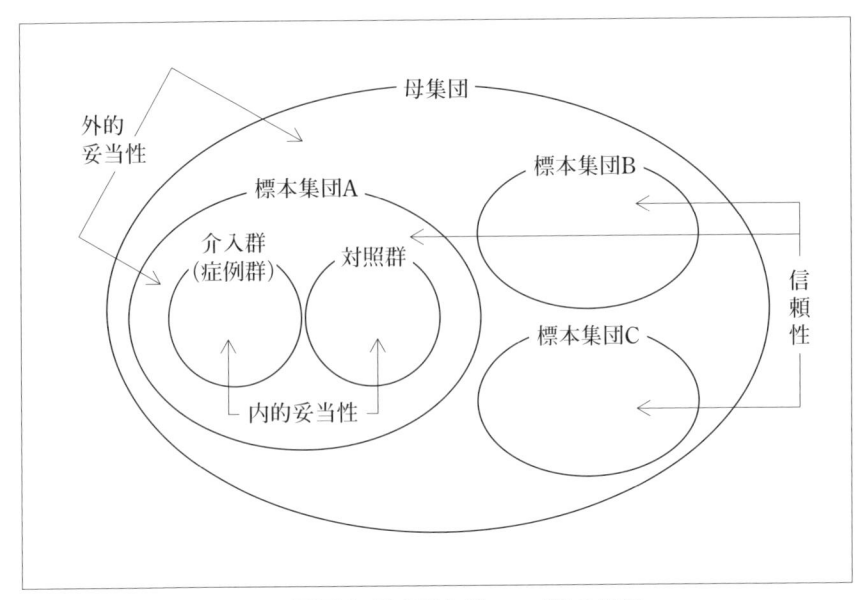

図6 信頼性・妥当性とグループ間の関係

② **想起バイアス**（recall bias）

患者対照研究など後ろ向き研究において対象者に過去の要因などを質問する際に，本人の記憶が確かでないために生じるバイアスである。思い違いや勘違い，あるいは適当に回答するのが原因で，時を改めて繰り返し尋ねたり，医療記録などで確認することで防ぐことも可能である。

③ **思案バイアス**（rumination bias）

症例の対象者が質問の内容をあれこれと思いめぐらし，対照群より詳細に回答をする場合などに生じる。例えば，脳血管疾患の調査で症例群では過去にくらっと感じた程度でもめまいなど神経症状として関連づけて報告しがちである。このようなバイアスは患者対照研究で起こりやすいが，比較臨床試験においては実験介入群では自分が実験に参加していることを意識して，実際より大げさにその効果を報告することがあり，ホーソン効果（Hawthone effect）と呼ばれる。これを防ぐには，盲検化が有効である。

④ **質問者バイアス**（interviewer bias）

　　質問者に起因るバイアスである。たとえば，対象者が同じ意味の回答をしても先入観で実験介入群では効果ありととれるような回答と判断して書き記し，対照群では効果なしのように書き記す場合などである。また，別の人に別の日に質問して違う回答のように記したり，質問者が変われば解釈が変わるという場合なども含まれる。同じようなことが検査測定などでも生じ，測定装置が変わったり，測定した施設や判定者が変わったりすると異なった結果となることがあり，これを**測定バイアス**（measurement bias）ともいい，誤分類の原因ともなる。これらは，統一した判定基準を定めたり，調査の間に何回となくキャリブレーションをしたり，判定や質問者を盲検化することなどで影響を小さくできる。

2) **選択バイアス**（selection bias）
① **自己選択バイアス**（self-selection bias）

　　スクリーニング検査などでは，被験者を募集すると健康に自信のある人が集まりがちである。このような場合に疾患の発生率を調べると，本当の発生率より小さい結果となる。このように対象者設定に参加者の意志が入り込み，一般集団と異なった結果を与えるバイアスで，志願者バイアス（volunteer bias）ともいう。無作為化による割り付けなどで避ける。

② **健康労働者効果**（healthy worker effect）

　　事業所などでは健康であるために働けるという理由で健康な人が多く集まる。このために，一般集団より良好な結果となりがちである。このバイアスを避けるには，比較対照を一般集団とせずに，同じ職場などに限定すべきである。

③ **未受診者バイアス**（non-respondent bias）

　　調査研究に参加した者と不参加者では曝露要因や結果が異なってくる。インフォームドコンセントなどの後に不参加を決めた人などでも生じる。

④ **入院バイアス**（admission bias）

　　バークソン・バイアス（Berkson bias）ともいう。病院などで対象

者を決定する場合などは，一般集団より有病者が集まってきたり，施設によっては特定の疾患が集中するなどして，有病率や受診率などにもとより差ができることがある。このような時には要因の有無と疾病の有無の割合が一般とは異なってきて，正しい結果が得られない。コゥホート研究や比較臨床試験で特に問題となる。これを避けるには，実験介入群と対照群，曝露群と非曝露群で受診率などに差がないことを確認する必要がある。

⑤ **罹患者－有病者バイアス**（incidence-prevalence bias）

ネイマン・バイアス（Neyman bias）ともいう。症例の対象者を有病者にした場合，その疾病ですでに死亡した人や回復した人が把握されないために本当の因果関係がゆがめられるバイアスである。漏れた症例が重要な意味を持つことがある。この場合は，対象を一度でも疾病に罹患した者まで広げるか，慢性疾患に限定するか，調査研究期間の設定を考慮することでバイアスを避ける。

⑥ **脱落バイアス**（withdrawals bias）

コゥホート研究などでは，調査研究の途中で死亡や転居などで追跡できない者がでてくる。このような人は結果から漏れてくるために，結果に反映されなくなる。残った人は，たとえば副作用などなく健康な人ばかりであれば，誤って良好な結果と判断されることとなる。これを避けるには，追跡を厳重にするか，追跡可能で最後まで協力してくれる対象集団を選ぶことである。

※ 中途打ち切り例（censoring）：観察研究に限らず，経時的に患者を追跡していると目的とする疾患以外で死亡したり，転居その他で行方不明となったりする脱落例が出てくる。また，漸次に対象者を追加していくような場合では，観察期間が短いために予定した研究期間のうちに結果が明らかにならない者も出てくる。このような者を**中途打ち切り例**あるいは**センサリング**という。中途打ち切り例は目的の観察結果が得られた他の者と同じに扱って分析する訳にはいかず，特別な処置を要する。

C. 交絡

調べようとしている要因以外の要因が存在することで，その因果関係が歪

められることを**交絡**（confounding）といい，その歪める要因を**交絡因子**（confounding factor）という。交絡は一種のバイアスであり，特に観察的研究で問題となる。その要因Xが要因Aと疾患Bの交絡因子となるには，次の条件がみたされなければならない。

　① 要因Xが疾病Bのよく知られたリスク要因であること。
　② 要因Xは要因Aと関連があるが，要因Aの結果として生じるものでないこと。

たとえば，かつてコーヒーの飲用量と膵癌の発生に因果関係があるという報告がなされた。しかし，その後の研究で，この対象標本集団ではコーヒーをよく飲む人は喫煙本数も多いことが明らかになった。そこで，もっとよく調査すると，膵癌の発生はコーヒー飲用量によるものでなく，喫煙が真のリスク要因として関係していることがわかった。つまり，喫煙（要因X）はコーヒー飲用（要因A）と関連しているが，コーヒーを飲むことが喫煙行動を生むのではなくたまたま両方の要因を持っている人が含まれたために，みかけ上はコーヒー飲用と膵癌（疾患B）が関連しているように誤らせただけで，本当の因果関係は喫煙との間にある。この場合，喫煙が交絡因子である（図7）。

交絡因子の影響を極力小さくするためには次の方法がとられる。

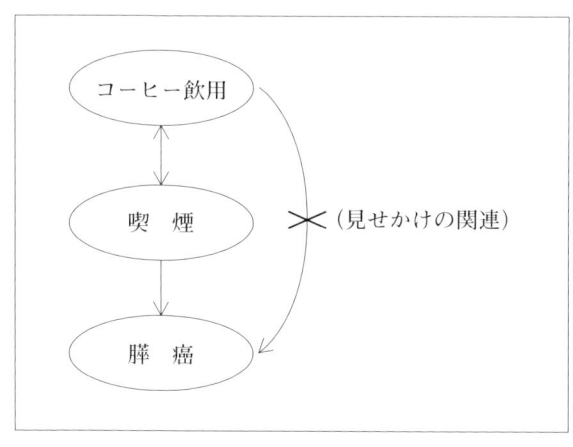

図7　交絡因子

1）対象選択時での調整
　① 無作為化（randomization）
　　　ランダムに対象者を抽出したり，実験介入群や対照群に割り付けたりする。方法としては，乱数表，封筒法，ラテン方格法などがある。
　② 限定（restriction）
　　　研究調査に組み入れる対象者を限られた特性を持つ者に限定する。
　③ マッチング（matching）
　　　患者対照研究でよく行われる方法で，調べたい要因以外の要因については患者と同じ特性を持つ人を対照群として選ぶ。特に，年齢や性別については常にマッチングを行う習慣を身につけるようにすべきである。

2）解析時の調整
　① 層化（stratification）
　　　収集したデータを同じ特性を持つグループ（層 strata）ごとに分けて解析する。たとえば，年代別，性別に分けた後に患者のデータと対照のデータを比較する。サブグループ分析ともいう。
　② 標準化（standardization）
　　　収集したデータを結果に影響しうるその他の要因による重み付けで補正して解析する。たとえば，年度別の死亡率を比較するのに，粗死亡率でなく年齢調整死亡率で比較する場合である。
　③ 多変量解析（multivariate analysis）
　　　調査したい要因以外の要因も別の説明変数としてデータ化し，それぞれの変数の影響を制御しながら分析していく統計手法を用いる。患者対照研究では多重ロジスティック分析，コゥホート研究ではコックスの比例ハザードモデルなどがよく用いられる。

D. 交互作用

　複数の要因が疾患の発生に関係がある時に，同時にこれらの要因に曝露すると個々の要因による個別の効果と異なる効果が得られることがある。これを**交互作用**（interaction）という。交互作用には協調的（synergistic）に働くものと，拮抗的（antagonistic）に働くものがある。協調的に働くものの中で

は，効果が加算的に増えるものと積算するものがある。加算的なものを相加効果（additive effect）といい，例えば単独の寄与危険度が2の要因と3の要因に曝露された結果，寄与危険度が5となる関係である。一方，このような単純な加算関係でなく，積算するものを相乗効果（multiplicative effect）という。例えば，単独の相対危険度が2の要因と3の要因では，同時曝露で相対危険度が6になる関係である。相乗効果の実例として，肺癌に対するアスベストと喫煙の効果が知られている（図8）。

　もちろん，実世界では何でも数学的にぴったり当てはまる訳ではないが，加算や積算した値に近似することで理解される。

これと似た概念に修飾作用（modification）がある。これは，ある要因が，他の要因による疾患の発生などの効果に影響を与えて変化させる作用で，影響を与える要因単独では発生への効果があるかは問題とされない。たとえば仮に，ある物質Aが胃癌の発生と関連し，男性ではその物質Aに曝露した場合の罹患率が10％，曝露しない場合が6％，女性ではそれぞれ5％と1％であったとすると，曝露群と非曝露群の罹患率の差は男性女性とも4％となり，性別は影響を与えていない。もしもこの関係が男性の曝露群では10％，非曝露

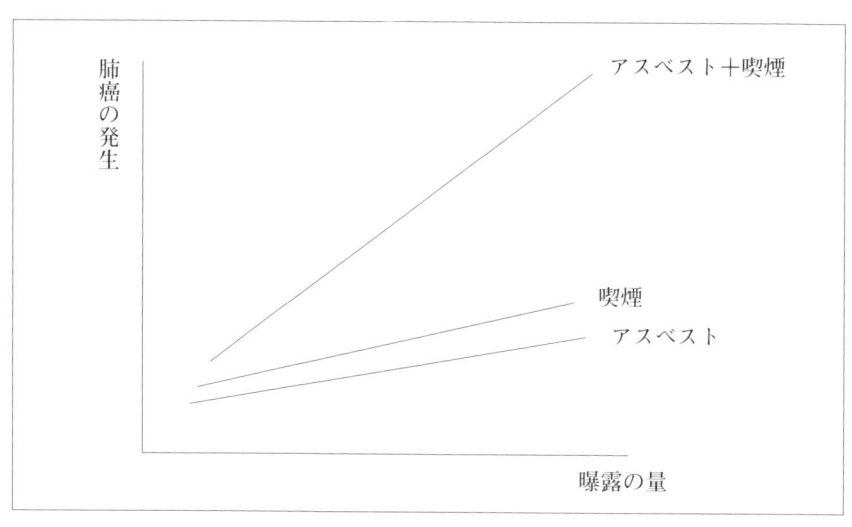

図8　相乗効果（模式図）

群では2％，女性ではそれぞれ5％と1％であったとすると，その差は女性では4％であるが，男性では8％となり，性別が物質Aの効果（この場合は罹患率）を修飾しているといえる。

E. 因果関係の判断

ある要因と疾病の発生などの出来事（事象，event）の間に因果関係（causation）を判定するにはEvansによる次の5つの条件を満たさなくてはならない。（ただし，時間性以外は絶対条件ではない。）

① **関連の一致性**（consistency）
だれが，いつ，どこで同様の研究調査をしても同じ結果が得られる。

② **関連の強固性**（strength）
量－反応関係が認められたり，相対危険度などの指標が有意に高かったりすること。

③ **関連の特異性**（specificity）
その要因があればその疾病が存在し，疾病があるところにはその要因が存在する関係があること。

④ **関連の時間性**（temporal relationship）
必ず疾病の発生に先行して要因が存在すること。疾病が起こってから要因に曝露するのでは矛盾する。

⑤ **関連の整合性**（coherence）
その因果関係がすでにわかっている医学的知見と矛盾しないこと。

※ Evansの条件以外に，次に掲げたHillによる9つの条件というのもある。内容的にはほとんど共通している。

① **強固な関連**（strength）
率や比などの大きさが十分大きいこと。

② **一致した関連**（consistency）
異なった状況にある異なった集団についても繰り返し同じ関連が見られること。

③ **特異的な関連**（specificity）
ひとつの原因がひとつの効果（疾病の発生など）だけをもたらすこと。ただし，多くの疾病では複数以上の要因が複雑に関係してい

るため，今日ではこの条件はあまり重要ではない。
④ 時間的な関係（temporality）
　　原因が必ず結果に先だって起こっていること。
⑤ 生物学的勾配（biologic gradient）
　　量一反応関係が存在すること。
⑥ もっともらしい関連（plausibility）
　　認められた関係が現在の生物学的常識と比べて矛盾しないこと。
⑦ 整合性のある関連（coherence）
　　認められた関連がすでにわかっている疾病の自然史や生物学的事実と矛盾しないこと。
⑧ 実験的な根拠の存在（experimental evidence）
　　人間集団の観察で認められた関連が動物実験でも同じように認められること。
⑨ 類似の関連の存在（analogy）
　　観察された関連がすでに因果関係として認められているような関連とよく似ていること。

(5) 疾病の自然史 (総論Ⅱ-3-A-d)

　疾病の自然史とは，何ら医学的処置を加えない状態での疾病の自然な成り行きのことである。その経過により次の各時期に分類される。
　① **健康期**（healthy stage）
　　疾病がまったく存在しない時期である。
　② **前臨床期**（preclinical stage）
　　疾病は存在するが検査では発見できない時期である。自然消失することも多い。
　③ **無症状臨床期**（asymptomatic clinical stage）
　　症状はないが検査で診断発見が可能な時期である。スクリーニング検査の対象となり，次の有症状臨床期へ高い頻度で移行する。
　④ **有症状臨床期**（symptomatic clinical stage）
　　症状があらわれる時期である。通常，患者が医療機関に訪れるの

はこの時期である。
⑤ **安定・回復期**（stable/recovering stage）
疾病が治癒するか，障害を残して安定または死亡する時期である。
予防医学における1次予防は健康期と前臨床期，2次予防は無症状臨床期，3次予防は安定・回復期が対象となる。有症状臨床期は治療医学（臨床）の対象である（表2）。

※ スクリーニング検査の立場から，上記とは異なる分類もある。症状の有無で単に前臨床段階（preclinical phase）と臨床段階（clinical phase）に分ける場合である。（英語表現では stage ではなく phase であることに注意！）特に検査で発見可能な時期を診断可能前臨床段階（detectable preclinical phase）とよぶこともある。また，予防医学の立場から，感受性期（1次予防），不顕性期（2次予防），顕性期と回復期（3次予防）に分けることもある。

表2 疾病の自然史（病期）と予防の段階

疾病の自然史	健康期	前臨床期	無症状臨床期	有症状臨床期	安定・回復期
予防の段階	1次予防		2次予防	（治療）	3次予防

(6) 臨床医学との関連（総論Ⅱ-3-A-e）

疫学と臨床医学の最も大きな相違は，扱う対象が健康人をも含めた集団であるか，疾患を持っている個人（患者）であるか，である。臨床医学が患者の診断と治療を行うのに対し，従来の疫学では集団の健康状態の判定（診断）や健康障害への対策（治療）のための基礎的な知見，つまり科学的根拠を与えてきた。近年になり，このような疫学手法が臨床医学の実践の場に取り入れられ，診断や治療に活用されるようになり，**臨床疫学**（clinical epidemiology）という分野が確立した。臨床疫学は集団での知見を活用して，病因の究明，診断方法の判定やそのシステムの構築，治療の有効性の解明やその害の判定，予後の予測，効率的な医療サービスの確立，などを目的としている。また，動物実験などの知見を臨床の現場で応用するためには，人間での効果や安全性を検討する実用性についての研究にも臨床疫学は欠かせないものであり，いわば実験室と臨床現場を橋渡しするものとしても重要である。

2. 疫学指標 (総論Ⅱ－3－B)

(1) 率と比 (総論Ⅱ－3－B－a)

　率 (rate) は一般に，ある観察集団の中で該当する者の割合，と定義される。つまり，

$$率 = \frac{A}{A+B}$$

となり，分子が分母に含まれる。例えば，教室内での男子学生の率は，

$$\frac{男子学生}{全学年}$$

で表される。したがって，率は0～1（0～100％）の間の値となり，割合や確率を示す。疫学で扱う率では，分母の数を規定するために，「観察開始時の集団人口」のように，その期間や時期を明らかにすることがよくある。

※　混乱を招きやすいことに，率の中には割合を示さず，対象集団内の一人一人の観察期間を総計したものを分母とし，瞬間的なその事象が起こる力を表す場合がある。いわゆる危険度の類で，罹患率や死亡率などはこれに属し，罹患しやすさ，死亡しやすさを表す。分母の単位は期間が含まれているために，人年や人時のように人数と期間の積を用いる。この率のとる値は0から無限大までとなる。

　比 (ratio) はある集団とそれと異なる集団の対比であり，分母と分子の性質が異なる。つまり，

$$比 = \frac{A}{B}$$

となり，分母には分子が含まれない。先に示した例では，教室内の男子学生と女子学生の数の比という形で表される。

$$\frac{男子学生}{女子学生}$$

(2) 罹患率と有病率 (総論Ⅱ-3-B-b)

罹患率 (incidence) とは，新たにその疾患が発生する率をいう。分子は一定期間内の新患者発生数を用い，分母には通常，1,000人や10万人のような一定の単位人口を用いる。この分母と分子にはすでに疾患に罹ってしまった人数は含めず，厳密にいうと，分母は単位人口ではなく，その疾患に罹る危険にある人口集団という意味で曝露危険人口（または，リスク人口，population at risk）を用いる。

$$罹患率 = \frac{新発生数}{曝露危険人口（単位人口）}$$

有病率 (prevalence) は，すでにその疾患を持っている人の率を示したもので，**点有病率** (point prevalence) と**期間有病率** (interval prevalence, period prevalence) がある。

点有病率はある一時点でどれだけ患者がいるかということで，その時，その日の患者数を単位人口で割ったものである。（したがって，分母にはその患者数が含まれない！）

$$点有病率 = \frac{有病者数}{単位人口}$$

これに対して，期間有病率は，ある一定観察期間内に疾患を持っている人と持った人，つまり観察開始時点ですでに疾患を持っている有病者数と期間内の新発生者数の和を観察期間の平均人口で割ったものとなる。
通常よく用いるのは点有病率である。

$$期間有病率 = \frac{観察開始時の有病者数 + 新発生数}{観察期間の平均人口}$$

罹患率と有病率はタンクに水を貯める場合に似ている。タンクの中にすでにある水の量が有病率とすると，タンクに新たにそそぎ込まれる水の注水速度が罹患率である。排水速度にあたるのが死亡率や治癒率である。つまり，注水速度（罹患率）が多ければタンクの水量（有病率）は増え，排水（死亡や治癒）が多ければ減る。有病率と罹患率，平均有病期間が一定であれば，次の式が成り立つ。

P＝I×L（Pは有病率，Iは罹患率，Lは平均有病期間）

慢性疾患ではLが大きいため有病率が増大する傾向にあり，そのために発生を予防することは疾病対策として大きな意義があることである（図9）。

罹患率や有病率はある出来事（事象）の状態を表す指標なので，疾患以外にも使用することができる。たとえば，「大学生である」という事象についていえば，新入生となるのが罹患率，在校生は有病率として表せる。

※ 罹患率と有病率は英語では総称してmorbidityという。これに対して死亡率はmortalityと呼ぶ。morbidityに対する適切な日本語訳はまだ確定していない。筆者の私見でいうと，morbidityを「罹病率」，incidenceを「発生率」，prevalenceはそのまま「有病率」と表すのが適当と考えるが，いかがであろうか。

$$\begin{cases} \text{Mortality（死亡率）} \\ \text{Morbidity} \begin{cases} \text{Incidence（罹患率，発生率）} \\ \text{Prevalence（有病率）} \end{cases} \end{cases}$$

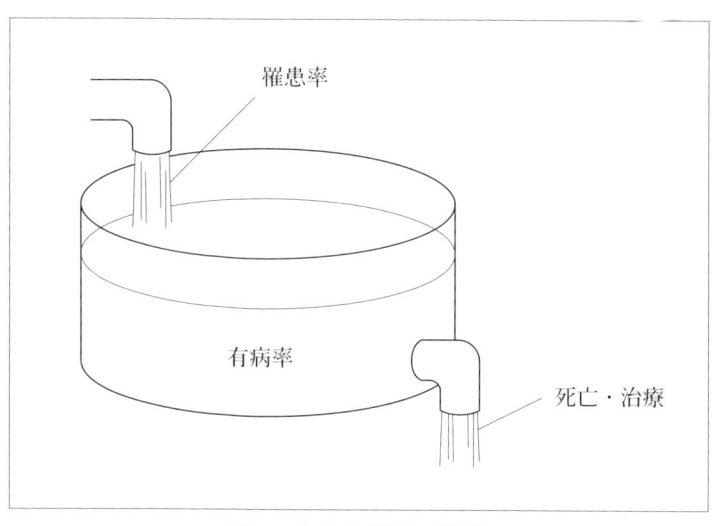

図9　疾病の指標の関係

(3) 年齢調整率と標準化死亡比 (総論Ⅱ-3-B-c, d)

　ある集団での疾病の発生や死亡は，その集団の年齢別人口構成に左右される。たとえば，虚血性心疾患の死亡の場合，高齢者の割合が多い集団では少ない集団より死亡数が大きいために死亡数を単純に人口で割った死亡率（粗死亡率，crude death rate）が常に大きくなり，比較が困難である。国別，地域別のみならず，年度別での比較でも同様なことが見られる。このために，あたかもそれぞれの集団の年齢構成が同じであるように補正して比較する必要がある。このような補正を**標準化**（standardization）とよび，それによって得られた指標を**年齢調整率**（age-adjusted rate）とよんでいる。死亡について標準化したのが**年齢調整死亡率**（age-adjusted death rate）である。この時に同じ年齢構成として基準に用いるのを**基準人口集団**（standard population）とよんでいる。我が国では従来は昭和10年や昭和35年の人口構成を用いていたが，平成3年からは**昭和60年モデル人口**を基準人口集団として用いている。WHOでは全世界基準人口を用いており，したがって国家間の比較や平成2年以前との比較では注意する必要がある。

　標準化の方法には，**直接法**と**間接法**の2つの方法がある。

　直接法による年齢調整死亡率は観察集団の年齢別死亡数を直接使用し，以下の式で求める。（年齢階級とは，ある一定の年齢の幅を表す。）

年齢調整死亡率

$$= \frac{\Sigma（観察集団の年齢階級別死亡率 \times 基準集団の年齢階級別人口）}{基準集団の総人口}$$

　この算出には，①観察集団の年齢階級別死亡数，②観察集団の年齢階級別人口，③基準集団の年齢階級別人口，が基礎資料として必要である。

　一方，間接法による年齢調整死亡率では，観察集団の年齢別死亡数は直接使用せず，観察集団が基準集団と同じ割合で死亡したと仮定した時にその死亡率がどのくらいになるか（期待死亡率）として求める。この算出過程で求められる，観察集団の実測死亡数と期待死亡数の比が**標準化死亡比**（SMR, standardized mortality ratio）である。標準化死亡比はそれのみで基準集団との健康水準の比較が可能で，100よりも大きければ健康水準が悪く，小さければ

良いと判断できる。

期待死亡数＝Σ（観察集団の年齢階級別人口×基準集団の年齢階級別死亡率）

標準化死亡比＝$\frac{観察死亡数}{期待死亡数}$×100

年齢調整死亡率＝基準集団の粗死亡率×標準化死亡比

　この算出には，①観察集団の年齢階級別人口，②観察集団の総死亡数，③基準集団の年齢階級別死亡率，④基準集団の粗死亡率，が基礎資料として必要である（表3）。

　年齢調整率は死亡率のみならず，他の率，たとえば発生率や有病率などにも応用できる。

※　本書では詳しい算出法は述べないが，ある集団の健康状況を表す指標のひとつに平均余命（life expectancy）や疾患別死亡率（case-specific death rate）などがある。近年ではこの平均余命や疾患別死亡率の考え方を取り入れた，潜在的余

表3　年齢調整死亡率の算出

年齢階級	観察集団			基準集団	
	人口 ①	死亡数 ②	死亡率 ③	人口 ④	死亡率 ⑤
0～15	100	1	0.01	1,000	0.001
15～65	2,000	2	0.001	10,000	0.001
65～	200	10	0.02	5,000	0.002
合計	2,300	13		16,000	粗死亡率 0.0013 ⑥

直接法　$\frac{\Sigma\{④×③\}}{\Sigma④}$

$= \frac{1000×0.01+10000×0.001+5000×0.02}{16000}$

＝7.5（人口千対）

間接法　$\frac{⑥×\Sigma②}{\Sigma\{①×⑤\}}$

$= \frac{0.0013×13}{100×0.001+2000×0.001+200×0.002}$

＝6.8（人口千対）

命損失年数（years of potential life lost，YPLL）が用いられることも多い。YPLLは，種々の疾患などの致死的影響力が社会に及ぼす相対的強度を表す指標で，ある疾患で早期に死亡した人が通常の平均余命まで生存したと仮定した場合，その疾患のために失ったであろう年数を計算したものである。

(4) 相対危険度，寄与危険度 (総論Ⅱ-3-B-e)

　疫学調査研究の目的のひとつは，あるリスク要因がどれだけ疾患の発生に関与しているか，ある治療がどれだけ病態の減少に効果があるか，を知ることである。このために，その程度を比較可能な数値に換算したさまざまな指標が用いられる。あるリスク要因に曝露した（あるいはある治療を受けた）グループで最終的にどのくらい疾患の発生（あるいは症状の保有）を見たかを示した指標が**絶対危険度**（absolute risk）で，いわばその曝露群での発生率（罹患率）である。

$$絶対危険度 = \frac{曝露群での疾患発生数}{曝露群の総人数}$$

　しかし，この指標は曝露を受けたグループのみを見ているので，実際は曝露を受けていない場合と比べてどのくらいその程度が大きいかはわからない。そこで非曝露群と比較した指標である寄与危険度や相対危険度が用いられる。なお，これらの「危険度」はコゥホート研究や比較対照研究のように，まず曝露群や非曝露群の人数が先に決まっている研究デザインでのみ算定可能であり，先に患者数など結果の数が決定されるような患者対照研究では不可能である。（一般的に，前者は前向き研究といわれるデザインであるが，後述するように，必ずしも前向き研究とは限らないのでこのような表現をする。要は，観察集団の外枠が先に決まっているか，結果が先に決まっているか，である。）なぜなら，発生率を計算するには曝露群，非曝露群の全数が定まらなければ，分母となる数値が決まらないからである。患者対照研究などでは，各グループ内での曝露の割合を見ているにすぎず（つまり，分母は患者数や非患者数），対照群の数は患者群に合わせて集めた便宜上の任意の数であるので，疾患を発生していない者の本当の数を反映しているとはいえない。（多いかもしれないし，少ないかもしれない。最初に観察しているのと異なる集団

かもしれない。）たとえば，患者群 100 人に対して対照群を 100 人集めて仮に全体の発生率を計算したとするとその結果はどのような場合でも常に 50％になるが，このようなことは自然には起こり得ることはなく，人為的な率であるといえる。

相対危険度（relative risk，RR）とは，あるリスク要因に曝露したことにより疾患などの発生率が何倍になったか，その相対的な大きさを示した指標である。したがって，相対危険度は曝露群と非曝露群の危険度（発生率）の比として表される。

$$相対危険度 = \frac{曝露群での発生率}{非曝露群での発生率} = \frac{\frac{曝露群での発生数}{曝露群での総数}}{\frac{非曝露群での発生数}{非曝露群での総数}}$$

相対危険度はリスク要因と疾患発生の関連の強さを示しており，因果関係の調査や研究に用いられる。相対危険度には特に単位がなく，この値が 1 の時には曝露群と非曝露群の発生率が同じでリスク要因との因果関係はないといえる。

寄与危険度（attributable risk，AR）とは，あるリスク要因に曝露したことによりどれだけ発生率（危険度）が過剰になったか，リスク要因が危険度の増加にどれだけ寄与しているか，を示した指標である。したがって，寄与危険度は曝露群と非曝露群の危険度（発生率）の差として表される。非曝露群での発生はリスク要因によらない，バックグラウンドの発生と解釈することができる。

$$寄与危険度 = 曝露群での発生率 - 非曝露群での発生率 = \frac{曝露群での発生数}{曝露群の総数} - \frac{非曝露群での発生数}{非曝露群の総数}$$

寄与危険度はリスク要因が集団に与える影響の大きさを示しており，臨床実地や公衆衛生上の対策で重要である。つまり，リスク要因への曝露を予防したり適切な処置を行ったりすることによりこの過剰な疾患の発生がどれだけ減少させることができたかで，予防や処置の有効性を評価することができ

る。また，同じ疾患の発生に対する異なるリスク要因に対する寄与危険度を比較することで，どのリスク要因をまず対処すれば集団に対する影響をより小さくできるか，対策の優先順位を決定する目安ともなる。寄与危険度の単位は人口あたりの率として表現される（図10）。

※ 疾患の発生率のうち，リスク要因への曝露によるものがどの程度の割合を占めるか，を示すものに，寄与危険度割合（attributable risk percent，ARP）という指標がある。これは次の式で求められる。

$$ARP = \frac{曝露群の発生率 - 非曝露群の発生率}{曝露群の発生率} \times 100\%$$

$$= \frac{相対危険度 - 1}{相対危険度} \times 100\%$$

相対危険度と寄与危険度は上記の方法以外に期待値と実測値からも求めることができる。ここでいう期待値とは，曝露群と非曝露群の人口が同じと仮定した場合に予測される非曝露群での発生数または発生率である。

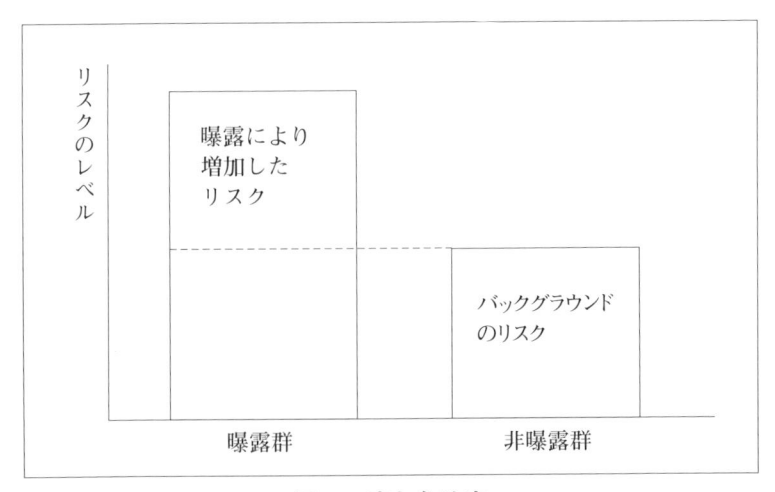

期待値（発生数の場合）＝非曝露群での発生率×曝露群の人口　または

$$期待値（発生率の場合）= \frac{非曝露群での発生数}{曝露群の人口}$$

図10　寄与危険度

ただし，曝露群の人口＝非曝露群の人口
したがって，相対危険度と寄与危険度は以下のようになる。

相対危険度＝曝露群の $\dfrac{実測値}{期待値}$

寄与危険度＝曝露群の実測値－期待値

（相対危険度は比，寄与危険度は率であることに注意すること。）

(5) オッズ比 （総論Ⅱ－3－B－f）

前述したように，結果の数を先に決定する患者対照研究では発生率が求められないため，相対危険度が計算できない。このような時に相対危険度の近似値として用いるのが**オッズ比**（odds ratio, OR）である。（ただし，オッズ比はコゥホート研究や臨床比較試験でも算定することは可能である。）オッズとはある事象が起こる確率（P）と起こらない確率（1－P）との比，P／(1－P)のことで，オッズ比とは曝露群のオッズと非曝露群のオッズの比である。もし次患の発生がまれなものであれば，1－Pは限りなく1に近くなり，そのオッズはPに近似する。詳細は省略するが，この関係をオッズ比の式に代入すると以下の関係となる。

オッズ比＝$\dfrac{患者群の曝露数 \times 対照群の非曝露数}{対照群の曝露数 \times 患者群の非曝露数}$

表4からわかるように，オッズ比は2×2表で互いに斜めのマス同士をたすきがけにかけあわせたものの比となるために，別名は交差積比（cross-products ratio）という。オッズ比をよく見ると，分子は求めたい因果関係，つま

表4　オッズ比の算出

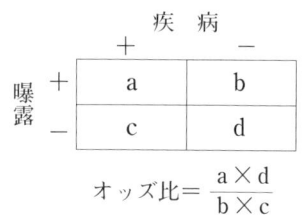

		疾　病	
		＋	－
曝露	＋	a	b
	－	c	d

オッズ比＝$\dfrac{a \times d}{b \times c}$

りリスク要因に曝露して疾患が発生した数と曝露していなくて発生していない数の積、分母はその因果関係に矛盾したもの、つまり曝露したが疾患の発生を見なかった数と曝露していないのに発生した数の積、という関係になっている。

　もし、患者群と対照群が、性や年齢などの属性がマッチングされたペア（matched pair）として1：1の比率で同数選択されていたら、オッズ比の計算方法は異なったものとなる。この場合には、まず患者と対照のペアを一致したペア（concordant pairs）と一致していないペア（discordant pairs）に分ける。一致したペアとは、患者と対照の両方ともリスク要因に曝露しているか、両方とも曝露していないペアをいい、一致していないペアとは、患者は曝露しているが対照は曝露していないか、患者は曝露していないが対照は曝露しているようなペアをいう。さらに、患者群で曝露と非曝露、対照群で曝露と非曝露に分けてそれぞれの数をいれた2×2表を作成する。そして、表のうち一致したペアの数は無視して一致していないペアの数だけで以下の式によりオッズ比を求める（表5）。

$$\text{オッズ比} = \frac{\text{患者は曝露しているが対照は非曝露のペアの数}}{\text{患者は非曝露だが対照は曝露しているペアの数}}$$

　この場合も、分子は仮定した因果関係を示している数を、分母は矛盾している関係を示した数となっている。

表5　マッチングされたペアでのオッズ比の算出

	対照	
症例	曝露(＋)	曝露(－)
曝露(＋)	a	b
曝露(－)	c	d

$$\text{オッズ比} = \frac{b}{c}$$

3. 疫学研究・調査デザイン

(1) 記述疫学（総論Ⅱ－3－C）

　対象とする集団での要因や健康異常の発生頻度と分布を調べて，ありのままに記述するのが**記述疫学**（descriptive epidemiology）である。記述疫学は，観察調査により集団の疫学的特性を明らかにし，疾病の発生要因についての仮説をたてることを目的とする。その仮説はさらに分析疫学によって検証される。

A. 横断研究（総論Ⅱ－3－C－a）

　横断研究（cross sectional study）とは，ある一時点で集団を観察してデータを得て，要因と結果の因果関係を調べる記述疫学の調査研究方法である。（これに対して，要因の観察時期と結果の観察時期が異なる研究を**縦断研究**，longitudinal study という。たとえ要因の存在が過去のものでも，時間経過が考慮されていない場合には横断研究といえる。）横断研究では，まず観察対象の集団が決定され，その時点で質問票や検査測定によりリスク要因の有無や疾患の有無が調べられる。この研究方法の利点は，あまり費用をかけずに比較的多数のデータが集められ，追加項目のデータ採取も容易であることである。欠点は，時間的経過がわからず，原因と結果の前後関係が明確でないために真の因果関係がわからないことである。また，急性疾患などでは，死亡や治癒などで観察時点では有病者として数えられない者がでてくるため因果関係が過小評価され，慢性疾患では有病者が時間とともに増加するために過大評価されるのも欠点となる。一時点での疾患の有無を観察しているために，疾患の新発生を見ることができず，罹患率ではなく有病率が得られる（図11）。

※　生態学的研究（地域相関研究，ecologic study）：他の研究のように個人のデータを測定するのではなく，集団としてのデータを用いて関係を見る方法である。たとえば，乳癌の罹患率と一人当たりの脂肪摂取カロリーとの関係を国別に比較する場合である。脂肪摂取カロリーが多い国ほど乳癌罹患率が高いと，脂肪摂取と乳癌発生に関係がありそうであると予測される。しかし，問題となるの

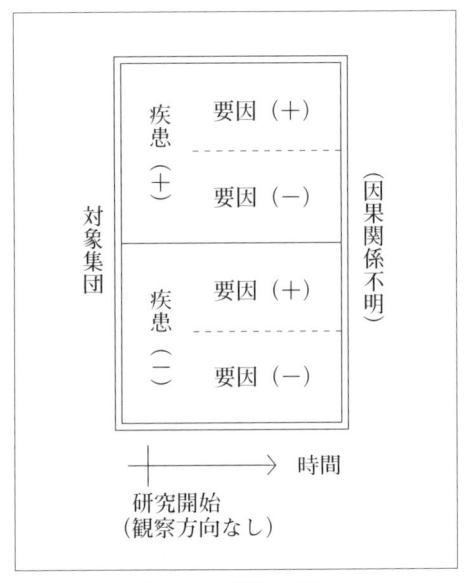

```
                    ┌─────────────────────────┐
                    │  疾   要因 (＋)          │
                    │  患 ├─────────────  （因 │
                    │ 対（＋） 要因 (－)    果 │
                    │ 象 ├─────────────────  関 │
                    │ 集  疾   要因 (＋)    係 │
                    │ 団 患 ├─────────────  不 │
                    │   （－） 要因 (－)    明）│
                    └─────────────────────────┘
                         ├──────→ 時間
                         研究開始
                        （観察方向なし）
```

図11　横断研究

は，この研究方法では個人のデータを見ていないために交絡の影響が出やすく，集団で見られた関係が個人レベルでは認められないことがある。たとえば，その集団では異常に脂肪摂取の多い人がいるために平均値が高くなる場合や，たまたま他の要因で乳癌の発生が多いだけで乳癌に罹患した人と脂肪摂取の多い人が一致しない場合などである。後者の例をもっと具体的に示すと，100人中乳癌が発生したのが60人で脂肪摂取が多かったのが80人であり乳癌患者のうち20人は脂肪摂取が多くなかったとしたら，実際には脂肪摂取が多くなかった人の有病率は20／20＝100％であるのに対して多かった人では(60－20)／80＝50％となるが，その個々の内訳まで考慮せずに全体で見るとあたかも脂肪摂取の多い人が60／80＝75％の有病率であったかのように判定してしまうことがある。このように集団データとして見たために一見関係がありそうに見える誤りを生態学的錯誤（ecologic fallacy）とよんでいる。

B. 時系列研究（総論Ⅱ－3－C－b）

ある集団において，要因の有無，疾患の有無や発生などの変化を時間とと

もに記載する研究方法を**時系列研究**（time series study）という。この方法ではある程度時間経過が考慮されているので，単に一時点の観察による横断研究よりも因果関係をより強く推測することができる。感染症サーベイランスなどはこの時系列研究の一例といえよう。しかし，個人個人を追跡調査しているのではなく，それぞれの観察は独立しているために，以前の観察時点でリスク要因に曝露していると数えられた人とその後の観察で疾患に罹患していると数えられた人が同一とは限らず，生態学的錯誤と同じ問題が生じる。あくまで傾向を見ているにすぎないことに注意する必要がある。

C. 仮説の設定（総論Ⅱ－3－C－c）

前述したように，記述疫学の目的は分析疫学を行うにあたり仮説を設定（hypothesis setting）することである。仮説を設定するのに重要なのは，だれが（人），いつ（時），どこで（場所）発病したかで，これを記述疫学の3要素とよぶ。

① 人

対象とする疾患がどのような特性を持った人に起こったかを調べる。この特性には，性や年齢，人種などの生物学的要因と，職業や宗教，生活水準といった社会的要因がある。

② 時

その疾患がいつ起こったか，時間経過とともにどのように変化したか，などである。季節変動や周期性，要因との時間的関係，疾患発生の増減などが問題となる。

③ 場所

その疾患がどのような場所に多いかを調べる。地域差のみならず，気候，風土，水源，文化，人口密度などの環境要因も重要である。

立てた仮説を証明（仮説検定）するには状況に応じて種々の統計学的手法が用いられる。「AならばBという結果になる」ということは「Aという要因を持ったC群とそれを持たないD群ではBという結果に差がある」ということと同じである。この際に「C群とD群に差がある（C≠D）」ことを証明するのは統計学的に難しいために，「C群とD群に差がない（C＝D）」ということが成り立たないことを証明することになる。この，求めたい事実に反する仮

説（C＝D）のことを**帰無仮説**（null hypothesis）といい，この帰無仮説を否定することを**棄却**（reject）という．これに対して，実際に立証したい仮説（C≠D）は帰無仮説に対立するので**対立仮説**（alternative hypothesis）という．ここで注意することは，最終的に本当に知りたいのは母集団で対立仮説が成り立つことである．しかし，母集団は大きすぎて（たとえば，日本全国，人類一般），全体を確実に知ることは不可能である（母平均や母分散などが測定不可能であることを思い出すこと）．したがって，この証明も標本データで行われることになり，標本抽出の仕方によっては母集団の結果と異なるものも混じることがあり得る．そこで何回か反復して母集団より標本を抽出して検定したとすると，ある確率で母集団の本当の結果と異なった誤りの結果を正しいとする場合がある．もし，本当は正しい帰無仮説を棄却してしまうと，誤って対立仮説を正しいものとして採用することになる．このような誤りは**第1種の過誤**（type Ⅰ error）とよばれ，この可能性が生じる確率を**危険率**αという．20回標本を抽出したうちに1回この誤りが生じたら確率は$p=0.05$となり，100回のうち1回ならば$p=0.01$となる．逆に，正しい判断をする確率はそれぞれ95％，99％であるといえる．また，この確率pは検定の有意水準をも表しているもので，αが5％以下であれば「$p<0.05$で有意に差がある」という意味である．これとは反対に，正しくない帰無仮説を棄却できずにこれを採用する場合がある．このような誤りは**第2種の過誤**（type Ⅱ error）とよばれ，これが生じる確率を**危険率**βという．この過誤の反対に正しい判断をする確率は$1-\beta$で，これを**検出力**（power）という．求めたい結果は誤りの帰無仮説を正しく棄却することなので，この検出力は検定の性能ということになり重要である（表6）．

D. 区間推定

　前述したように，母集団での本当の結果は検定した標本の結果より推定するしかない．この推定は標本抽出とその検定を反復して行えばより正確ではあるが，現実にはそのようなことは不可能で，たった1回抽出した標本より推定することがほとんどである．この時に，もしも母集団のある値（たとえば母平均）を1つの標本の値（たとえば標本平均）から一発で的確に当てるとしたら非常に困難なことになる．なぜなら，標本を母集団のどの部分より取っ

表6　第1種，第2種の過誤と仮説検定

		母集団の真の結果	
		差がある (Hoは誤り)	差がない (Hoは正しい)
仮説検定 の結果	差がある (Hoを棄却)	正しい ($1-\beta$，検出力)	第1種の過誤 （α，有意水準）
	差があるとは いえない (Hoを採用)	第2種の過誤 （β）	正しい

Ho：帰無仮説

てきたかによりその値にはばらつきが生じるからである。つまり，標本Aと標本Bの平均値は互いに等しくなく，どちらも母平均とまったく同じでないことはよくある。このような時にはある程度の幅をもって推定することになる。たとえば，標本平均の結果から母集団の平均は90から156の間である，というようにである。このような推定を**区間推定**（interval estimation）という。区間推定を行うには標準誤差の項で述べた考え方を用いて，正規分布より判定する。標本平均を中心として95％の分布の間に母平均があるということは，95％の確率で母平均がこの値の範囲にあるということを意味している。この値の範囲を**信頼区間**（confidence interval）といい，95％の範囲あるいは確率であれば95％信頼区間という。信頼区間は95％以外にも99％や他の値も用いられることがある。95％の確率で正しいということは，逆にいえば5％の確率ではずれるということである。その意味では第1種の過誤と意味合いが似ている。平均値の場合と比率の場合では95％信頼区間の求め方は以下のように異なる。

平均の場合：$\bar{x} \pm 1.96 \times SE$　（$\bar{x}$ は標本の平均，SE は標準誤差）

比率の場合：$p \pm 1.96 \times \sqrt{\dfrac{p(1-p)}{N}}$　（p は標本の比率，N は標準本数）

※　標本サイズの決定：調査研究に必要な標本の人数（標本サイズ，sample size）も α と β を用いて決定することができる。さまざまな方法があるが，代表的なものを示す。

平均値の差を検定する場合

$$標本数 = 2 \times \frac{(標準偏差)^2 \times (1.96 + 1.28)^2}{(期待する平均値の差)^2}$$

比率の差を検定する場合（pは期待する全体の比率）

$$標本数 = 2 \times \frac{p(1-p) \times (1.96 + 1.28)^2}{(期待する比率の差)^2}$$

ただし，標準偏差や平均値の差，期待する比率の差はパイロット・スタディで得たデータを用いてもかまわない。この場合，期待する全体の比率は(両群の発生数の和／両群の標本数の和)で求められる。この式で1.96は有意水準（すなわち α）が0.05での，1.28は検出力（すなわち $1-\beta$）が90％でのZ値を表している。また，対象者全員が最後まで残って結果を返してくれない場合，つまり回答率（response rate）が100％でない場合には，これを考慮して計算した標本数を回答率で割って最終的な標本サイズとする（たとえば，計算した標本数が100で回答率が80％なら，100÷0.8＝125を最終的な標本数とする）。

(2) 分析疫学 (総論Ⅱ−3−D)

立てた仮説を検証し，リスク要因の曝露と疾病罹患発生の関係，あるいは処置と重症度の関係などを分析するものを**分析疫学**（analytic epidemiology）という。分析疫学には，リスク要因の曝露や疾病の経過に手を加えずに結果を見る**観察研究**（observational study）と，条件を設定しリスク要因の曝露の有無を定める**介入研究**（intervention study）がある。また，リスク要因曝露の観察開始時点から時間とともに疾病発生の結果を追跡していく**前向き研究**（prospective study）と，疾病発生の結果がわかっている時点からさかのぼって過去のリスク要因の曝露を調べる**後ろ向き研究**（retrospective study）に分類することもある。これらは視点の違いだけであり，その分類を以下示す。

介入の有無による分類 ｛ 観察研究（コゥホート研究，患者対照研究，横断研究＊）
　　　　　　　　　　　 介入研究（臨床試験，野外試験，準実験研究）

（＊記述疫学である横断研究も観察研究の一種として入れることがある）

観察の方向による分類 ｛ 前向き研究（コゥホート研究，臨床試験，野外試験，など）
後ろ向き研究（既往コゥホート研究，患者対照研究）

A. コゥホート研究 （総論Ⅱ－3－D－a）

　コゥホートとは，古代ローマの軍団集合単位で，ある特徴を持った一塊の集団を表すのに用いる（なお，日本語では一般に「コホート」とするももが多いが，ここではより英語の発音に近い「コゥホート」で統一する）。**コゥホート研究**（cohort study）とは，観察対象集団としてあるコゥホートを選び，これを調べたいリスク要因への曝露の有無によって分けて，時間経過とともにどのぐらいそれぞれのグループに疾病の発生が見られるかを追跡して分析する方法である。通常は曝露について観察した後に，将来の発生をみる前向き研究であるが，まず選んだコゥホート内の疾病の有無を調べ，過去の曝露を調べる**既往コゥホート研究**（historical cohort study，または，後ろ向きコゥホート研究 retrospective cohort study）もある。前者の場合には脱落バイアスが，後者の場合には想起バイアスが問題となる（図12，13）。

　コゥホート研究は費用と時間がかかり（ただし，既往コゥホート研究ではそれほどでもない），比較的発生がまれな疾病では不適であるという欠点があるが，疾病の自然発生を見ているために罹患率の算定が可能であり，相対危険度や寄与危険度，さらにオッズ比を計算することができる（表7）。

B. 患者対照研究 （総論Ⅱ－3－D－b）

　すでに目的とする疾病に罹患している患者症例（case）のグループを集め，その疾病に罹患していない対照（control）のグループと対比させて過去のリスク要因曝露の有無を調べる方法を**患者対照研究**（case-control study，あるいは症例対照研究）という。対照群は通常，患者群と同数あるいは数倍の人数を集め，その比率により1：1，1：2，1：3のペアとする。その際に，リスク要因以外の交絡因子となるような要因について同じとなるようにペアを組むことを**マッチング**（matching）という。マッチングの方法は通常はそれぞれの患者について性や年齢など同じ特質（属性という）を持つ者を対照として選ぶが，時にはグループ全体として特質を持つ人数の比率を合わせること

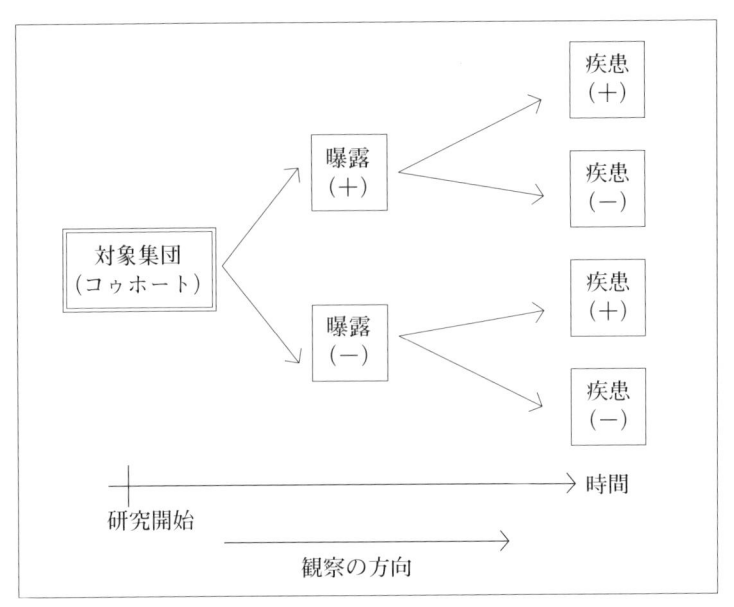

図12　コゥホート研究

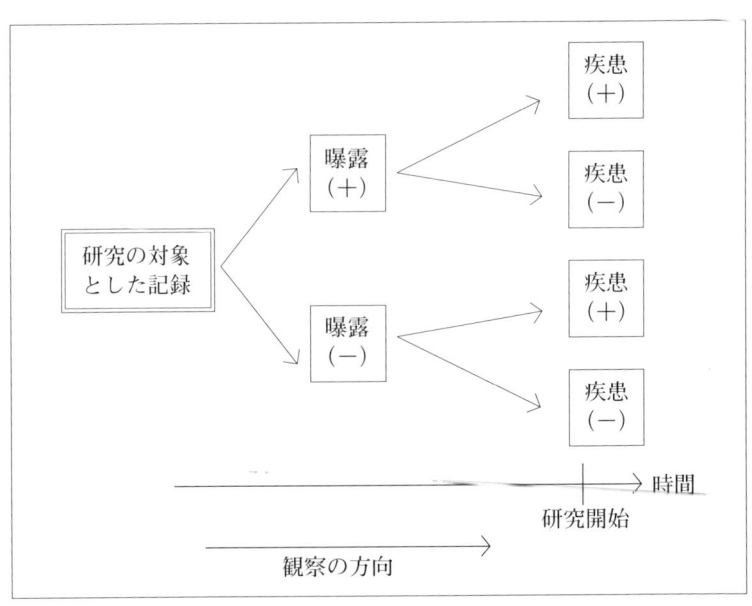

図13　既往コゥホート研究

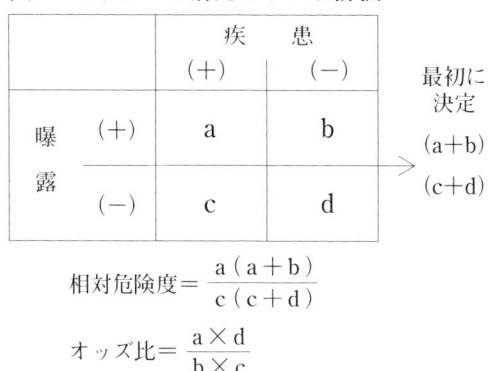

表7　コゥホート研究のリスク評価

		疾　患		最初に決定
		(＋)	(−)	
曝露	(＋)	a	b	(a+b)
	(−)	c	d	(c+d)

$$相対危険度 = \frac{a(a+b)}{c(c+d)}$$

$$オッズ比 = \frac{a \times d}{b \times c}$$

がある。たとえば，患者群の男性が全体の40％で，20歳代の人数が20％，30歳代が40％，40歳代が30％，50歳代が10％であれば，対照群でも全体として構成が同じ比率になるように選ぶような場合である。このようなマッチングは**グループマッチング**（group matching）とよばれる。これに対して，個人ごとに属性をマッチングさせるのを**個別マッチング**（individual matching，あるいは matched pairs）とよぶ。患者対照研究では発生率がわからないために相対危険度や寄与危険度は求められないので，関連の強さを表すのにオッズ比が用いられる（図14）（表8）。

※　最初から患者群を特定せずに，一定の集団（コゥホート）に対してとりあえずリスクとなりそうな要因をいくつか測定してある期間観察し，何らかの疾病が発生したところで患者群と対照群をその集団から選び，過去に測定した要因との関連を調べる方法をコゥホート内患者対照研究（nested case control study）という。既往コゥホート研究との違いは，既往コゥホート研究では患者であれ非患者であれコゥホートの全員を研究対象とするが，コゥホート内患者対照研究では決めた数の患者とそれに対応した比率の対照（非患者）を選んだら残りの人々は患者であれ非患者であれ研究対象からははずされる点である（図15）。

患者対照研究は一度に多数の要因について調べられ，費用や時間を要せず比較的少人数でも調査研究が可能である利点があるが，想起バイアスなどが起こりやすく，まれな要因の調査には向いていず，罹患率が算定不可能であるという欠点がある。次表に主な観察研究の特徴を示す（表9）。

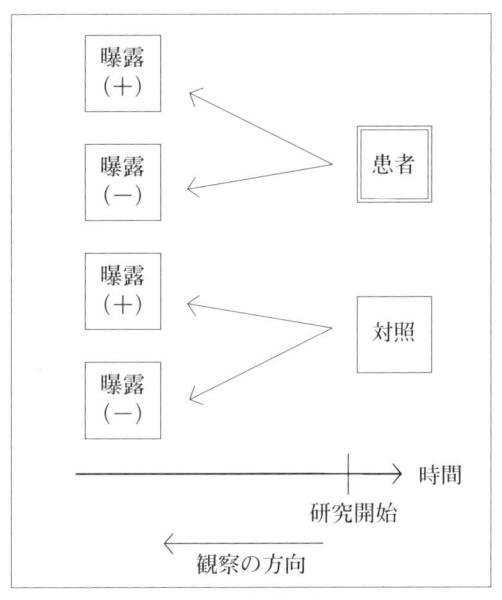

図14 患者対照研究

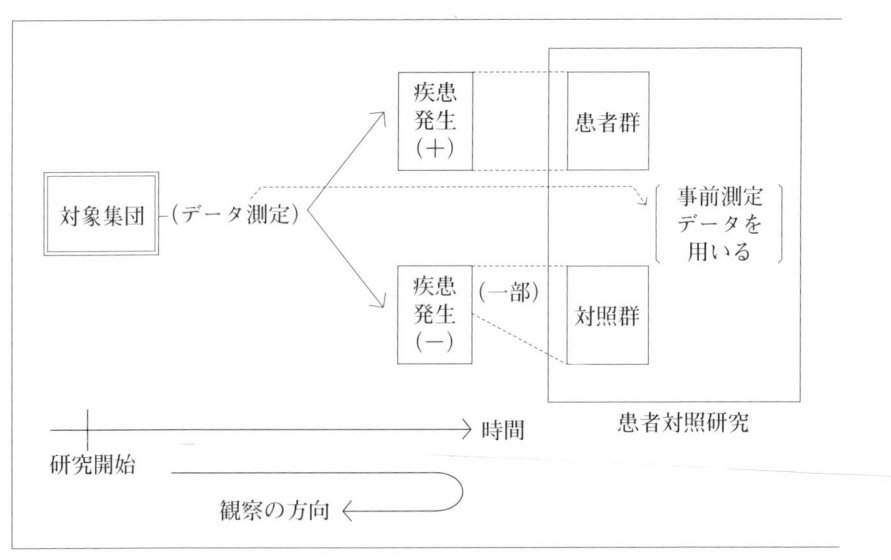

図15 コゥホート内患者対照研究

表8　患者対照研究のリスク評価
（マッチド・ペアでない場合）

		疾　患	
		（＋）	（－）
要因	（＋）	a	b
	（－）	c	d

最初に決定　(a+c)　(b+d)

オッズ比 $= \dfrac{a \times d}{b \times c}$

表9　観察研究の特徴

	横断研究	患者対照研究	コゥホート研究（前向き）	既往コゥホート研究
調査集団の設定	特定集団	疾病の有無	要因の有無	要因の有無
調査要因	要因は評価困難	多要因同時評価 まれな要因では不適	調査要因のみ まれな要因では効果的	既存資料依存 まれな要因では効果的
調査疾患	有病状態のみ調査可能	単一疾患 まれな疾患では効果的	複数疾患の同時評価可能 まれな疾患の評価困難 短い潜伏期で効果的	複数疾患の同時評価可能 まれな疾患の評価困難 長い潜伏期でも可能
研究の疑問	何が起こっているのか	何が起こったのか	何が起こるのか	何が起こっていたのか
研究期間	短	短	長	短
研究費用	少	中	多	中
対象人数	多	少	多	多
脱落	無	無	有	無
リスク評価	有病率	オッズ比	罹患率 相対危険度	罹患率 相対危険度

C. 介入研究（総論Ⅱ－3－D－c）

観察研究のようにリスク要因への曝露を自然の成り行きに任せるのではなく，研究者が対象者に対して人為的に与える方法を**介入研究**（intervention study），あるいは実験のように条件設定をするところから**実験疫学**（experimental epidemiology）とよばれ，加えられる要因や条件を**介入**（intervention）とよんでいる。介入はリスク要因の曝露のみならず，健康プログラムや治療方法の場合もある。介入研究のうち，健康人を対象としたものは特に**野外試験**（field trial），患者を対象としたものは**臨床試験**（clinical trial）といわれる。また，被験者を無作為に介入群と対照群に割り付けるものは**実験デザイン**（experimental design），無作為化を行わない場合は**準実験デザイン**（quasi-experimental design）という。

介入研究で倫理上留意すべきことは，被験者に対して研究の目的や方法の概略を説明し，研究への協力を依頼することで，インフォームドコンセントが不可欠である。また，介入研究で重要な事項としては，①研究者が与えようとしている介入は疾病を予防するか予後を改善すると期待されるものに限られること，②比較対照群に割り当てられた要因も現段階の知識の範囲で容認できるものであること，③研究の途中で本人に有益であると考えられる治療や研究からの離脱を禁止してはならないこと，などである。

※　実験デザインの種類：実験デザインには，観察測定の時期と介入の時期との関係，群の設定の仕方によりさまざまなデザインがある。次に代表的なものを示す。（なお，図中のRは無作為化，Oは観察測定，Xは介入を示す。）

前後測定対照群デザイン（pre-post control group）；対照群を設け，介入群とともに介入前後に測定する方法である。

　　R　O　X　O
　　R　O　　　O

ソロモン4群デザイン（Solomon four group）；最も条件をきびしくしたデザインで，介入前試験により被験者が何らかの学習をして介入後試験の測定に影響を与えたかも知ることができる。

```
    R   O   X   O
    R   O       O
    R       X   O
    R           O
```

※ 準実験デザインの種類：準実験デザインでは無作為化を行わないために，選択バイアスの影響が考えられるが，倫理的問題や設定上の問題で無作為化が困難な場合には有効な方法である。以下に代表例を示す。

時系列デザイン（time series）：時間経過とともに測定を繰り返すことで，同一群で介入の影響がある時期とない時期のデータを比較する。ただし，時間経過による変化の影響を考慮する必要がある。

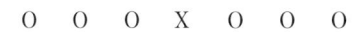

```
    O   O   O   X   O   O   O
```

不等質対照デザイン（non-equivalent control）：無作為化しない比較対照試験である。介入群と対照群の性質が同じであるか検討する必要がある。

```
    O   X   O
    O       O
```

施設循環デザイン（institutional cycle）：同一施設などにおいて，最初の群に対して介入後試験を行っている時に次の群の介入前試験を行って，その群を対照群とみなす。これを繰り返して漸次研究対象群を増やしていく。時間的変化の影響が問題となる。

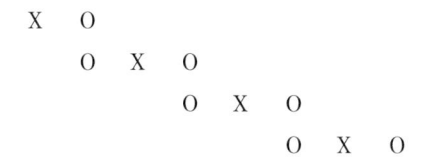

```
    X   O
        O   X   O
                O   X   O
                        O   X   O
```

※ 妥当性への脅威（threat to validity）：研究デザインによっては，測定方法や他のプログラム，治療などの影響，バイアスなど，内的ならびに外的妥当性を脅かす可能性のあるものがある。詳細はここでは省略するが，研究デザインの設計に際しては，それぞれの項目に対して十分な対策と限界の認識が必要である。

D. 無作為比較対照試験〈RCT〉（総論Ⅱ－3－D－d）

介入研究のうち，被験者を無作為に介入群と対照群に割り付け（allocation）

て，要因の疾病への影響，治療やプログラムの効果について試験する方法を**無作為比較対照試験**（randomized control trial，RCT）という。比較するそれぞれの群の参加者（enrollee）は無作為化により同じ属性を持つと仮定される。（両群の属性をより均質にする方法に乱塊法（層別化無作為割り付け）などがある。）RCTは前向き研究であるので罹患率や相対危険度の算定も可能である。ホーソン効果などを避けるために，被験者がどちらの群に割り付けられたか知らされないことを**盲検化**（blinding，または遮蔽化 masking）という。盲検化は，被験者のみが知らされない場合を**一重盲検化**（single blind），被験者と測定者に知らされない場合を**二重盲検化**（double blind），さらに分析者にも知らされない場合を**三重盲検化**（triple blind）という。無作為化と盲検化はよく混同されることがあるが，無作為化はどちらの群に振り分けるかを偶然により選ぶ方法で，一方，盲検化は振り分けた結果をわからないようにすることで，まったく別のものである。したがって，無作為に割り付けても盲検化しない場合や，無作為によらずに割り付けても盲検化される場合もありうる。対照群に対しては何の治療やプログラムなどを与えない場合もあるが，基準となる治療（例えば，新薬に対する従来薬）やプログラムなど，介入と対比させるものを比較のために与えることも多い。（このほうが盲検化には都合がよい。）このように，リスク要因の影響や治療，健康プログラムなどの効果を直接的に証明するのに無作為比較対照試験は最も有効な方法であり，科学的根拠の価値も高い。

※ 無作為抽出と無作為割り付けの違い：単に無作為化といった場合，無作為抽出と無作為割り付けのどちらを言っているのかわからないことがある。無作為抽出は母集団より標本集団を抽出する際に無作為で選ぶことをいうのに対して，無作為割り付けは選んだ標本集団を介入群と対照群に分ける際に無作為に振り分けることをいう。無作為比較対照試験の「無作為」とは無作為割り付けのことである。たとえコホート研究や患者対照研究でも被験者を選び出す時には母集団より無作為に抽出されることがあり，無作為比較対照試験でも無作為抽出されない場合も起こりうる。抽出も振り付けも無作為化されているのが最もよい方法である。

※ 治療意図による分析（intention-to-treat analysis）：最初無作為に割り付けても，インフォームドコンセントの段階で拒否する被験者や，途中に副反応で割り付

けられた治療などを中止する被験者が実際には必ずといってよいほど出てくる。このような被験者は従来では研究から除外されていたが，あまり数が多いと脱落バイアスとして問題となる。また，その介入の効能でなく効果を考えると，このような脱落被験者も重要な意味を持つことがある。たとえば，薬物の成分の能力だけを調べるならよいが，もしも薬剤としての効果を見たいのならばその副反応で中止した人は負の効果として大事で，たとえ化学成分として効能があっても副反応が多ければ薬剤として効果が高いとはいえず，使用できないものと判断されなければならない。この問題を解決するために考案されたのが intention-to-treat 分析である。この分析方法では，たとえ拒否や変更があっても被験者は最初に割り付けた群として解析まで扱う。たとえば，無作為に新薬投与群に割り付けられた後，インフォームドコンセントの段階で本人がそれを拒否して従来薬を希望したり，新薬での治療途中で副反応が出たため従来薬に変更したりしても，その被験者は「新薬治療群（介入群）」として処理される。臨床現場において大切な問題はその薬剤などが効果的で安全に使用でき，患者に受け入れられるものであるかということであるので，intention-to-treat 分析はより実用的な調査研究方法として臨床疫学の分野ではますます盛んに用いられている。

※ 交叉比較試験（cross-over trial）：被験者の数が思うように集まらない場合や，一方の処置（たとえば新薬）などの期待が大きくて希望者がはるかに多い時，あるいは倫理上一方の処置のみ行うのに問題がある時に用いられる研究デザインである。まず被験者を無作為に割り付けてその処置を行った後，その影響が無くなったところでもう一方の処置をする。つまり，同一被験者が介入群としても対照群としても扱われることになる。これにより標本数は2倍となり，しかも介入群と対照群の属性は均質となる。ただし，病態が時間とともにあまり変化しないこと，治療効果などが比較的早くわかるものであること，処置を中止すると元の状態にもどること，などが条件となる。

  R (O) X O O
  R (O)   O X O

※ N-of-1 試験：これは一種の交叉比較試験であるが，研究対象疾患の患者があまり多くないために一定の数を集めて介入群や対照群を作れない時などに，患者が来院などする度に一人づつ研究に参入させる方法である。N-of-1 の N とは

numberのことで,「数がひとり」という意味である。研究に参入させた個々の患者をまず無作為にどちらの処置にするか割り付け,その処置を行い観察した後でその影響が無くなるのを待ってもう片方の処置をする。その後,もう一度おなじ手順で同一被験者に対して無作為に介入と対照の処置を繰り返し試験する。

臨床判断学編

　医師は当然ながら最善と考える手段を用い，最良の効果を期待して診療行為を行っているはずである．しかし，このような「最善」「最良」という判断基準やそれを決定するプロセスには個人差があるかもしれない．しかし，合理的でだれもが納得し，いつでも同じ事を同じような患者に行えば同じ結果が期待されなければ医療の質は保証されない．このような診療上の判断のプロセスや選択の基準，結果の解釈などを扱う領域が**臨床判断学**（clinical decision-making）である．臨床判断学の多くは臨床疫学に立脚して進められる．

1．根拠に基づいた医療〈EBM〉（必修9－A）

　根拠に基づいた医療（evidence-based medicine, EBM）とは，個々の患者の診療にあたって，現時点で入手しうる最良な科学的根拠を入念に検証したうえで，これを判断のよりどころとして慎重に用いる医療における問題解決の手法である．ここでいう「科学的根拠」とは，病態や治療の機序を明らかにする解明的な動物実験などの基礎的研究ではなく，実際の臨床の場でありのままの社会生活を営んでいる人間を対象とした研究によるものであり，多くは臨床疫学の研究成果を想定している．もちろん，臨床疫学研究のみならず，基礎的研究や第一人者の意見も根拠となりうるが，その重要度は臨床疫学研究に比べて低いものとされる．これらの研究には，診断検査の正確度や精度，予後判定指標の確かさ，治療や予防などの効力や安全性といったものが含まれる．入手した科学的根拠はそのまま用いられるのではなく，その内容をよく吟味し，自身の臨床的技量や経験を考慮しながら実際の患者に応用できるかを検討しなければならない．EBMで最も大切なのは「正しいことを正しく行うこと（doing the right things right）」であり，患者に害を及ぼすことを極力避けるという態度である．

※　なお，より詳しくEBMが知りたいならば，筆者の作成したホームページがある

ので参照していただきたい。

URL http://www.med.nihon-u.ac.jp/department/public_health/ebm/

(1) EBMの手順

EBMを実践するにあたっては，次の5つのステップを踏まえて進めていく。
① 疑問の定式化：実際直面している問題を解答可能な質問（疑問文）の形式に変換する。たとえば，「脳梗塞の再発予防に常用量のアスピリン投与が有効であるか」「アスピリン投与による合併症は何%までなら許容できるか」という具合である。
② 根拠の入手：前のステップで作成した質問の解答が得られると考えられる根拠を最も能率的な方法を用いて追求し入手する。根拠は出版された医学文献とは限らず，診察や検査等の結果や専門家の意見，同僚医師の経験の場合もありうる。
③ 根拠の批判的吟味：入手した根拠を妥当性（真実に近いこと）や有用性（臨床的に応用可能なこと）などの面から批判的に検討し，評価する。
④ 臨床への応用：批判的吟味の結果と自分の臨床的技量とを統合して，実際の診療に応用する。文献の吟味の結果がよくても自分の臨床的技量がそれを実施するのに適さない場合や，実際の患者の状況が適合しない場合は用いられないこともある。
⑤ 事後評価：入手した根拠に基づいて行った診療行為が本当に妥当であったかを評価する。

(2) 文献の検索方法 (必修9−A−a)

世界中に無数とある医学雑誌を毎号ひとつひとつ調べるほど無駄なことはない。EBMでは，忙しい診療の合間でも「能率的」に文献を集めることが重要である。そこで，特定の文献を検索して選りすぐる必要がある。この目的で最もよく用いられるのが米国国立医学図書館の運営するMEDLINEである。その他にも，テーマ毎にまとめた情報を提供する雑誌などもある。

1) **MEDLINE による検索**

　MEDLINEでは，表題，著者，掲載誌，発行年，キーワードのほかに，MESH（Medical Subject Heading）とよばれる検索方法がある。MESHは，キーワードを階層体系的に分類したシステムで，これによりかなり絞り込んだ検索が可能である。以下に文献検索の手順を示す。

① 研究上の疑問を確認する。
② 研究上の疑問の各構成要素（主な用語など）にしたがって，考えられる検索語彙（本文中の語彙またはMESH）を確定する。
③ 検索範囲をさらに限定するために検索式を決める。（たとえば，heart failure AND controlled trial）
④ 見つかった論文が少なすぎる場合には検索範囲を広げ，多すぎる場合にはさらに限定するように検索式を調整する。
⑤ MEDLINEより希望の論文の要約を取り寄せる。必要ならば原文を取り寄せる。

2) **Journal Club**

　現在出版されている主な医学雑誌より，編集者がテーマや分野別に選りすぐって情報を提供するものがある。これには，米国内科学会のthe ACP Journal ClubやEvidence-Based Medicine，英国健康事業局（National Health Services, NHS）のBandolier，Evidence-based Healthcareなどの雑誌（インターネットで取り寄せられるものもある）がある。これらは文献をそのまま載せるのではなく，目的，研究方法，結果，考察など項目ごとにわかりやすく説明された**構造化要約**（structured abstract）の形式でまとめられ，一読して内容が理解できるように配慮されている。

3) **Cochrane Library**

　世界中の研究者が協力して無作為比較対照試験や患者対照研究を集め，**メタアナリシス**（meta-analysis）という統計手法を用いてあたかもひとつの研究論文のように現在の知見を統合した**系統的総説**（systematic review）をCD-ROMやインターネットを通じて提供している。それぞれの系統的総説は分野毎に分類されており，キーワードなどより検索が可能である。これを用いると，複数の論文を読むことなく，また，相反する結果の論文でも全体としてどのような結論となっているか知ることができる。た

だし，**出版バイアス**（publication bias）が問題となることがある。

※ メタアナリシスとは，同じ目的でなされた研究を質，対象により選り分けて，特別な統計手法によりひとつの研究のように統合する手法である。これにより，標本サイズが大きくなるために，その根拠はより強いものとなる。たとえば，オッズ比と信頼区間が研究により異なっているようなものでも，まとめてひとつのオッズ比と信頼区間にすることができる。このようにして統合されたオッズ比が1以上で，かつ信頼区間の下限も1を越えていたら，全体としてその関連性はあるものと断定してよいと考えられる。もし，信頼区間が1をまたいでいたら（たとえば，オッズ比が3で，信頼区間は0.5から5.2）関連性はあると断定できなくなる（母集団のオッズ比は1以下である場合がありうると解釈されるため）。

※ 出版バイアス：メタアナリシスを行ったり，必要な文献を検索したりする場合に，そのテーマで行われた研究がすべて手に入るとは限らない。これは，単に報告書という形で報告されたために医学雑誌に載っていなかった場合ばかりでなく，仮説などで予測したのと異なる結果が出たり，あまり注目されるような結果でなかったり，あるいは一部の人に不利益な結果（negative data）となったりしたために掲載を断念したものもあるためである。このような未出版の研究を除くと，残りの研究だけではあたかもすべてが同じ結果を支持するような誤解を招きやすい。このような未出版の研究が存在するために起こる結果の偏りを出版バイアスという。このバイアスを避けるためには出版された研究のみならず，広く情報を集める必要がある。

(3) 文献の批判的吟味 (必修9-A-b)

入手した文献が自分の疑問を解決するのに妥当なもので，研究内容が信頼できるものかを先入観なしに評価していくことを**批判的吟味**（critical appraisal）という。文献を評価するための基準やチェックリストは，診断検査，治療などの目的別，あるいは患者対照研究や無作為比較対照試験といった研究デザインごとに種々のものがあるが，よく用いられるものに米国医学協会（American Medical Association, AMA）の the Evidence-Based Medicine Working Group によるガイドラインや，英国医学雑誌（British Medical

Journal, BMJ) のチェックリストがある。以下にその一部を例示する（表10, 11, 12）。

※ 統計的有意性と臨床的重要性：研究の結果が統計的に有意であるということと，臨床的に意義があり重要であるということとは同じではない。たとえば，治療Aを受けた群の収縮期血圧の低下が治療Bを受けた群に比べて平均で2mmHg多く低下し，その差は統計的に$p < 0.05$で有意な差であるとしても，この2mmHgが臨床的に患者個人に対して治療Aを選択するというほど大きな差といえるだろうか。これは，統計的有意性が単に事実としての差の存在を示しているにすぎないのに対して，臨床的重要性は十分に意味のある差であるかを考える必要性を示している。いわば統計的有意性は必要条件で臨床的重要性は十分条件であるともいえる。逆に，臨床的重要性があっても統計的に有意でないとしたらどうだろうか。たとえば，その差が20mmHgである集団でそれぞれから5名程度

表10 最も妥当な結果を提供してくれそうな論文を選ぶための手引き
（AMA the Evidence-Based Medicine Working Group, 1993）

	一次的研究
治療	・治療に対して患者が無作為に割り付けされているか。 ・試験に参加したすべての患者に関して説明がされ，結論に反映されているか。
診断	・参照基準と独立して盲検的に比較しているか。 ・患者標本集団は臨床の現場でその診断検査を実際に受けることになるような適切な患者の範囲を含んでいるか。
害	・比較群は転帰の重要な決定因子（関心のあるものの他）に関して類似していることが明確にされているか。 ・転帰と曝露は比較された群と同じ方法で測定されているか。
予後	・疾病の経過中の同一時点で代表的な患者標本であるか。 ・追跡は十分長く完璧であるか。
	総括的研究
概説	・その総説は焦点がはっきりとした疑問を扱っているか。 ・含まれた文献の選択に用いられた基準は適切であるか。
実地指針	・選択肢と転帰ははっきりと述べられているか。 ・その指針は証拠を同定し，選択し，まとめる上で用いた手順を明白にしているか。
判断分析	・分析は臨床的に重要な判断を正確にモデル化しているか。 ・基となる確率や効用を作り上げるのに妥当な証拠を用いているか。
費用分析	・2つまたはそれ以上の代替案をはっきり述べて比較しているか。 ・予期されるそれぞれの代替案の帰結は妥当な証拠に基づいているか。

表11　診断検査の研究結果の評価と応用
　　　（AMA the Evidence-Based Medicine Working Group, 1994）

研究の結果は妥当であるか。
　第1の手引き：
　　参照基準と独立して盲検的に比較しているか。
　　患者標本集団は臨床の現場でその診断検査を実際に受けることになるような適切な患者の範囲を含んでいるか。
　第2の手引き：
　　評価した検査の結果より（今後は）参照基準の検査を実施するかどうかという決定が左右されるか。
　　検査実施の方法は真似できるほど十分詳細に述べられているか。

結果はいかなるものか。
　検査結果の尤度比を提示しているか，あるいはその算出に必要なデータを提供しているか。

結果は自分の患者を診療するのに役立つであろうか。
　検査結果の再現性とその解釈は自分の置かれている環境で満足いくものとなるか。
　結果は自分の患者に応用し得るものか。
　結果は自分の患者管理を変えるであろうか。
　その検査の結果として，患者の状況は以前よりよくなるであろうか。

表12　文献の信頼性評価のための項目（BMJ，抜粋）

●治療法を扱った文献
　・無作為化比較対照試験
　　ⅰ．患者は無作為に割り付けられたか
　　　　無作為化リストは公開されてなかったか
　　ⅱ．参加した患者全員が解析対象となっているか
　　　　そして，全員が最初に割り付けられた群に属するものとして解析されているか
　　ⅲ．医師も患者も治療法について盲検化されているか
　　ⅳ．試験対象となっている治療法以外については，対照群，介入群とも同じように扱われたか
　　ⅴ．対照群と介入群で試験開始時の属性は同じか

の標本を抽出したら，統計的には有意な差でないとされることもある。これは標本サイズが小さいために第2種の過誤が生じていると考えられる。

(4) 研究デザインと根拠の強さ（必修9－A－c）

　根拠の強さとは「その根拠がどれほど信頼できるか」というレベルのことで，逆に言えば「信頼できる根拠は何か」ということである。たとえるならば，法廷で有力な証拠となるのは何かというのと同じである。この場合，自白より状況証拠が，状況証拠より物的証拠が決め手となる。EBMでは，動物ではなく人間，より多数の標本サイズ，無作為化された研究，複数以上の文献の統合，単なる観察ではなく実証的研究，といったものがより強い根拠を持つとされる。この強さの程度（level of evidence）を示した表がいくつかの機関や施設より発表されているが，代表的なものに米国の健康政策・研究局（Agency for Health Care Policy and Research，AHCPR）や米国予防医療サービス特別研究班（the U.S. Preventive Services Task Force）のものがある。その他に，診断や治療，予後など目的別に示した英国のオックスフォード大学EBMセンターの基準などがある（表13，14）。

※　このような根拠の強さという考え方は米国環境保全局（Environmental Protection Agency，EPA）でも化学物質の発癌性について採用している。以下に根拠を強める要因についての表を参考に示す。

重みを増すもの	重みを減らすもの
人間の被災者の根拠	人間のデータが入手されないか被災者のないもの
人間に該当する動物への効果の根拠	動物データが入手されないか人間に該当しないもの
一貫した推論	矛盾するデータ
動物種族間で同等な代謝や毒物動態	同等でない代謝や毒物動態
動物種族で同等な作用形態	種族で同等ではない作用形態

**表13 科学的根拠の水準
　　　（米国健康政策・研究局AHCPR）**

水準	根拠の種類
Ia	無作為化対照比較試験のメタアナリシスから得られた根拠
Ib	少なくとも1つの，無作為化対照試験から得られた根拠
IIa	少なくとも1つの，無作為化はしていないがよい対照比較研究から得られた根拠
IIb	少なくとも1つの，よくデザインされたその他の準実験的研究からの根拠
III	比較研究，地域相関研究，症例対照研究といったよくデザインされた非実験的記述研究からの根拠
IV	専門委員会，代表的権威者の意見や臨床経験からの根拠

**表14 科学的根拠の質の分類
　　　（米国予防医療サービス特別研究班）**

```
I   ：無作為化比較対照試験
II-1：非無作為化比較対照試験
II-2：コゥホート研究または患者対照研究
II-3：時系列研究，非対照研究
III ：権威者の意見，記述疫学
```

(5) 診療ガイドライン （必修9－A－d）

　EBMは個々の診療における問題解決に利用されるだけでなく，**医療技術評価**（health technology assessment）にも用いられる。医療技術評価とは，「個人や集団の健康増進，疾病予防，検査，治療，リハビリテーションおよび長期療養の改善のための保健医療技術の普及と利用の意思決定支援を目的として行うものであり，当該医療技術を適用した場合の効果・影響について，特に患者の健康改善を中心とした医学的な側面，経済的な側面および社会的な側面から，総合的かつ包括的に評価する活動」であると定義され，その目標は「国あるいは地域全体における望ましい医療の在り方が明確となり，それが実施されることである。このためには，第一段階として，社会レベルで個々の医療技術の臨床的有効性や経済的効率などについて総合的に評価する

必要があり，医療技術評価はこの役割を果たす．次に，この評価結果を利用して，医療機関レベルでは，個々の医療技術の選択や医療の質の評価のための基準を設定し，医療の質の改善を進める」としている（厚生省・医療技術評価の在り方に関する検討会，1997）．**診療ガイドライン**（clinical practice guideline）とは，この医療技術評価の結果に基づいて，医療技術の使用に関する基準や指針が記されており，その技術の選択や使用に関して医療関係者における意思決定を支援する情報が提供されるもので，これにより各臨床医が忙しい日常診療においてEBMの実践を推進することができるようになる．

　各国において独自の基準で診療ガイドラインの対象を選択しているが，我が国においては，①患者の多さ，②その疾患の重篤度，③社会的な関心となる問題であるか，をまず着目すべき基準としている．このような診療ガイドラインには，疾患別ガイドライン，診断ガイドライン，疾病予防ガイドラインなども存在するが，我が国では当面，治療ガイドラインの作成に重点を置いている．治療ガイドラインの対象疾患の優先順位設定基準としては，

①　健康改善（治療ガイドラインの有効性）
②　患者数（健康改善を受ける患者数）
③　費用対効果（治療ガイドラインによる費用対効果の改善）
④　標準化（治療のばらつきの減少）

を考慮している．これにより選び出された優先順位上位10位の疾患は以下のとおりである．

1位　本態性高血圧
2位　糖尿病
3位　喘息
4位　急性心筋梗塞およびその他の虚血性心疾患
5位　白内障
6位　慢性関節リウマチ（脊椎除く）
7位　脳梗塞
8位　腰痛症
9位　胃潰瘍
10位　くも膜下出血およびその他の脳出血

2. 臨床疫学的指標（必修9－B）

　臨床疫学で用いられる指標は，死亡率や罹患率，有病率といったような疫学一般で用いられる指標と特に異なる訳ではない。ここでは，診断（特にスクリーニング検査）と治療の効果に関わる指標を説明する。

(1) 感度，特異度（必修9－B－b）

　診断検査で重要なことは，疾病を持つ者を正しく選び，疾病を持たないものを正しく除外することである。この診断検査の性能を表すものが感度と特異度である。**感度**（sensitivity）とは実際に疾病にかかっている者が検査結果で陽性となる割合で，真陽性率（true positive rate）のことであり，（有病者のうち陽性者の数／有病者数）×100％で表される。一方，**特異度**（specificity）とは疾病にかかっていない者が検査で陰性となる割合で，真陰性率（true negative rate）のことであり，（非有病者のうち陰性者の数／非有病者数）×100％で表される。もし間違って疾病にかかっている者が陰性となるならば，これを**偽陰性率**（false negative rate）とよび，（100－感度）％で表される。逆に，疾病にかかっていない者が陽性とされる割合は**偽陽性率**（false positive rate）で，（100－特異度）％で表される（表15）。

※　連続検査と並行検査：診断を進める場合に単独の検査で確定することは少ない。特にスクリーニング検査ではふるい分けた後に2次検査を行うのが常である。このように，複数の検査を組み合わせる場合に最初の検査結果で陽性となった者に対してさらに次の検査を行うものを連続検査（sequent tests）という。通常，後の検査は先の検査より性能が高いものを用いる。複数の検査を前後して行うのではなく，片方の結果が陽性陰性にかかわらず同一対象者に同時に行うものを並行検査（parallel tests）という。通常は同じような性能の検査を組み合わせて用いる。

※　総感度と総特異度：連続検査など複数検査において，疾病にかかっている者のうち最終的に両方の検査で陽性とされる者の割合を総感度（net sensitivity）という。逆に，疾病にかかっていない者のうち最終的に陰性とされる者全員の割

表15 スクリーニング検査と指標

		疾患	
		あり	なし
検査	陽性	a	b
	陰性	c	d

特異度 $= \dfrac{d}{b+d} \times 100(\%)$

感度 $= \dfrac{a}{a+c} \times 100(\%)$

偽陽性率 $= \dfrac{b}{b+d} \times 100(\%) = 100 -$ 特異度 $(\%)$

偽陰性率 $= \dfrac{c}{a+c} \times 100(\%) = 100 -$ 感度 $(\%)$

有病率 $= \dfrac{a+c}{a+b+c+d}$

陽性反応適中度 $= \dfrac{a}{a+b} \times 100(\%)$

陰性反応適中度 $= \dfrac{d}{c+d} \times 100(\%)$

合を総特異度(net specificity)という。これらの値は陽性反応適中度(後述)に左右される。一般に,総感度は単独検査の感度より低めに,総特異度は単独の特異度より高めにでる(表16)。

(2) ROC 曲線 (必修9-B-d)

 検査の感度を上げれば疾病を持つ陽性者を多く拾い上げるが,同時に特異度は下がり疾病を持たない者まで陽性として含めてしまい,偽陽性率が高くなる。反対に,特異度を上げれば疾病のない者を陰性として除外する割合が高まるが,感度が下がり誤って疾病のある者まで陰性に含め,偽陰性率が高くなる。このように,感度と特異度はかけひき(trade-off)の関係にある。このような関係は,明らかに陽性か陰性か区別できる検査ならよいが,多くの

表16 総感度と総特異度の算出

検査1

		疾患		計
		あり	なし	
検査	陽性	a	b	a+b
	陰性	c	d	c+d
	計	a+c	b+d	a+b+c+d

検査2

		疾患		計
		あり	なし	
検査	陽性	e	f	e+f
	陰性	g	h	g+h
	計	e+g=a	f+h=b	a+b

$$総感度 = \frac{e}{a+c} \times 100 (\%)$$

$$総特異度 = \frac{d+h}{b+d} \times 100 (\%)$$

検査ではどの値から陽性と陰性を線引きするかで変わってくる。たとえば，血清総コレステロール値で240mg/dl以上を陽性とした場合に比べて，220mg/dl以上を陽性とした場合のほうが陽性者は多くなる。この陽性と陰性を区別する境界の値を**カットオフ値**（cut-off point）とよび，どの値にカットオフ値を設定するかが検査の判定の正確度にも影響する。

　カットオフ値の設定には**ROC曲線**（receiver operating characteristic curve，受診者動作特性曲線）が用いられる。ROC曲線を描くには，まず縦軸を感度，横軸を偽陽性率（つまり，100％－特異度）としたグラフを作り，それぞれの境界値，つまりはカットオフ値で判断した場合の感度と偽陽性率をプロットしていく。たとえば，240mg/dlを境界とした場合の感度が90％で特異度が

40％なら感度90％と偽陽性率60％との交点，220mg/dlで感度が70％で特異度が60％なら感度70％と偽陽性率40％との交点に点をプロットする。このようにしてグラフに記載された点を結んでいくとROC曲線が描かれる。通常，ROC曲線は感度0％かつ偽陽性率0％の基点と感度と偽陽性率ともに100％の点を結んだ直線（これをここでは仮に基線とよぶ）よりも上に凸の曲線として描かれる。この曲線が全体として左上方に寄っている，すなわち曲線より下の面積の大きいものほど判別能力の高い優れた検査であるといえる。これを利用して，複数の検査のROC曲線を同じグラフに描いて比較することで，どちらの検査がより優れているかを判断することができる。最適なカットオフ値は最も左上方へ寄っている点，あるいはROC曲線から基線まで降ろした垂線の距離が最も大きい点で判定する（図16）。

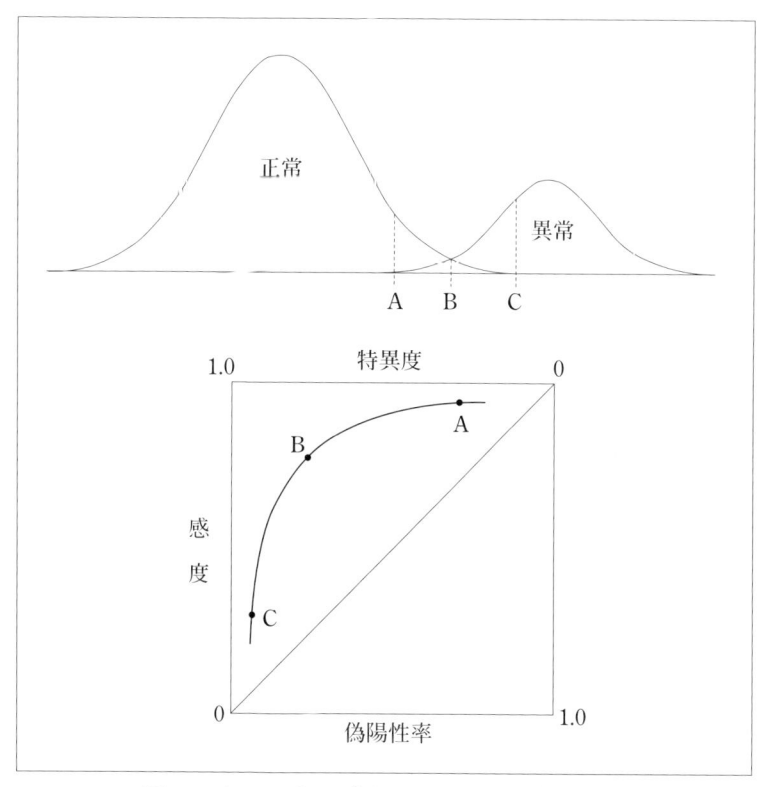

図16　カットオフポイントとROC曲線の関係

(3) 検査前確率〈事前確率〉と検査後確率〈予測値〉(必修9－B－a, 必修9－B－c)

　感度と特異度は診断検査法そのものの性能を示しているが，しばしば実際の現場で知る必要があることは，その集団ではその検査によってどのくらいの患者が発見できそうか，という予測である。同じ検査を用いても異なった集団では発見できる可能性が異なり，そのために集団の性質によっては検査の効果が少ないこととなり，より精度の高い検査を用いる必要もでてくる。その集団において検査前にどのくらいの患者がいそうかという見込みを示すものが**検査前確率**（pretest probability）で主に有病率が用いられる。一方，検査の結果，その集団でどのくらいの患者が発見できそうかという見込みは**検査後確率**（posttest probability）とよばれ，**陽性反応適中度**（positive predictive value, PPV）が用いられる。陽性反応適中度は検査で陽性となった者のうち疾病を持っている者の割合を表し，2×2表で（陽性者のうちの有病者の数）／（全陽性者の数）で求められるが，ベイズの定理にしたがって以下の式でも算出できる。

$$陽性反応適中度 = \frac{感度 \times 有病率}{(感度 \times 有病率)+(1-特異度)\times(1-有病率)}$$

　検査の性能と検査前確率，検査後確率の関係は湖での漁にたとえることができる。湖の中の魚が多い（有病率が高い）時には網（検査）による漁獲量（事後確率）は多い。同じ網を使っても湖の中に魚が少なければ漁獲量も少なくなる。また，網の目が粗い（性能が低い検査）では網の目が細かい（性能が高い検査）に比べて同じ湖でも漁獲量は少なくなる。湖の中の魚が豊富で目の細かい網を用いた時が当然最も漁獲量が多くなる。湖の中にいると予測される魚よりも漁獲量がおおきければ網の性能がよいと考えられる。したがって，効果的な検査とは，検査前確率に比べて検査後確率が高いものであるといえる。検査前確率として理学的所見などでおおまかな検査で判定した患者の率を，検査後確率として精密検査で発見できる患者の率を用いると，その精密検査の有効性を示すこともできる（表17）。

※　尤度比（likelihood ratio, LR）：検査の性能を表すもうひとつの方法に尤度比が

表17　検査後確率の算出例

（条件）　・身体所見による虚血性心疾患患者の予測率(検査前確率)：50%
　　　　　・心電図による判定　感度：60%　特異度：80%
　　　　　・仮に対象者を100人とする

以上の条件より，

		疾患		計
		あり	なし	
心電図所見	陽性	30	10	40
	陰性	20	40	60
計		50	50	100

検査後確率＝陽性反応適中度＝$\frac{30}{40}×100=75\%$

ある。これは，疾病のある者が疾病のない者に比べ何倍求める検査結果になりやすいかを示したもので，検査の結果が単純に陽性陰性と分けられず何段階にもなるような場合にも用いることができる。尤度比は次のように定義される。

尤度比＝$\frac{\text{その状態(たとえば疾病)にある人が該当する検査結果(たとえば陽性)となる確率}}{\text{その状態(たとえば疾病)にない人が該当する検査結果(たとえば陰性)となる確率}}$

尤度比が10以上であればその結果は確定診断に，0.1以下であれば除外診断に用いることができる。尤度比から検査後確率を求めるのは次の式を変形して用いる。

検査後オッズ＝$\frac{\text{検査後確率}}{1-\text{検査後確率}}$＝尤度比×検査前オッズ＝尤度比×$\frac{\text{検査前確率}}{1-\text{検査前確率}}$

（オッズとはある事象が起こる確率と起こらない確率の比を表している）

この式より検査後確率を求めるのは大変なので，検査前確率と尤度比を線引きすると容易に検査後確率が求められるノモグラムも開発されている。

※　スクリーニング検査の条件：スクリーニング検査（ふるい分け検査）として有用なのは次の条件を満たすものである。
　①　有効性（validity）：検査の感度と特異度が高いこと。
　②　信頼性（reliability）：検査方法による変動と測定者による変動が少なく，

再現性があること。
③ **簡便性**（convenience）：時間や費用がかからず，受診者に苦痛や危険を与えず，方法も簡単で効率的であること。

(4) バイアス（必修9−B−e）

スクリーニング検査では疾病が発見されたことで死亡率がどれほど低下したかが評価になる。しかし，それを調べるにあたっては結果に影響するバイアスの存在が問題となる。（バイアスについては「疫学編」を参照のこと。）スクリーニング検査で特に問題となるバイアスには以下のものがある。

① **リードタイム・バイアス**（lead time bias）：一般に，スクリーニング検査では通常の臨床で症状発現（有症状臨床期，または臨床段階）により発見されるより前の段階（無症状臨床期，または前臨床段階）で発見される。この発見される時点の差をリードタイムという。スクリーニング検査では，たとえ発病から死亡までの期間が通常の外来で発見される場合と同じでも，このリードタイムの分だけあたかも長く生存していたように見える。この差による誤りがリードタイム・バイアスである（図17）。

② **レングス・バイアス**（length bias）：スクリーニング検査で発見されるような疾患は比較的進行がゆるやかなものであることが多い。反対に，

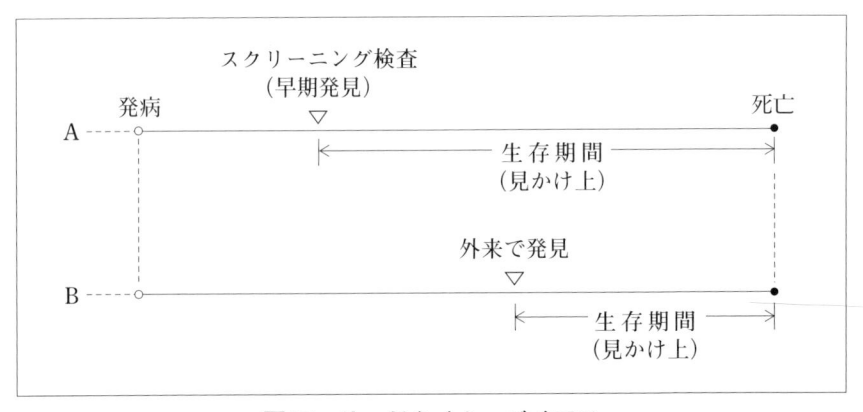

図17　リードタイム・バイアス

進行の早い疾患や同一疾患でも進行の早い患者ではスクリーニング検査を受けるまでに発症したり死亡してしまうことも多い。つまり，前臨床段階が長く，予後が良好な者ほどスクリーニング検査で発見されやすい。したがって，進行が早く予後が悪い者は検査よりもれてしまうことがあり，一見成績がよく見える（図18）。

③ **自己選択バイアス**（self-selection bias）：スクリーニング検査を自ら受けようと希望する者は一般的に健康意識が高く，状態がよい傾向にある。このため，未受診者に比べて生存率が高くなる。そのため，外来で初めて発見される者より成績がよく見える。

※ 測定の妥当性と信頼性：妥当性，信頼性には研究調査内容の妥当性，信頼性の他に，測定方法の妥当性，信頼性がある。つまり，その測定方法で観察したものが正確でかつばらつきが少ないかということを検討することで，診断検査で言えば診断方法が正しく確実にその疾患を診断しているかを評価することである。測定の信頼性とは再現性（repeatability）のことで，異なる測定者，異なる場所，異なる測定日など，異なる状況で測定しても同じ結果を得ることができるか，ということである。これを確認するには観察者間信頼性（interobserver reliability）や検査ー再検査信頼性（test-retest reliability）などを調べなくてはならない。測定の妥当性にはいくつかの種類がある。内容妥当性（content validity）とは，測定したものが考えられる内容を含んでいるか，ということである。たとえば，質問紙による喘息の測定では呼吸困難，咳，発作的発症など妥当と考

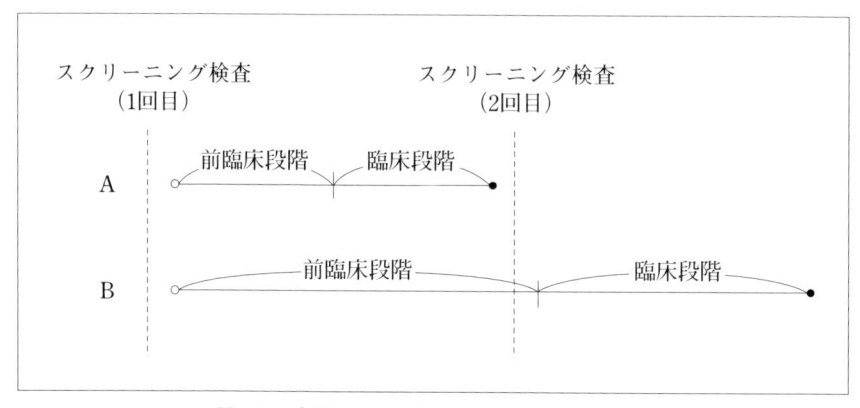

図18 病期の長さとレングス・バイアス

えられる内容が含まれており，鼻閉，手足の痛みといった関係のないものが含まれていないことである．構成概念妥当性（construct validity）は研究中の現象に対して理論的な概念に矛盾せず妥当なものである．たとえば，体重が年齢とともに増加すると理論的に考えられれば，測定でもそのように変化することである．基準関連妥当性（criterion validity）とは，現在最も用いられている測定による結果や確定診断に用いられている測定法の結果などと照らし合わせて妥当なことである．たとえば，指先で測定した血圧を検討するのに基準として観血的血圧測定と対比させる場合である．このような基準を**至適基準**（gold standard）という．反応性（responsiveness）とはその測定でわずかであるが臨床的に有意な変化が同定できるかということである．たとえば，理学的所見では中等症と重症の差がとらえにくいのに対して，臨床検査でその差が明らかに異なって識別できることをいう．

※　カッパ値（Kappa value）：感度や特異度などは数値で示されるような，誰が見ても同一の測定値であるような客観的な診断検査の評価で用いられる．それでは，レントゲン検査や病理組織検査のように見る人の主観がはいり，結論が異なる可能性のある診断検査はどのように評価すればよいのであろう．このような場合に用いられるのが結果の一致性を示すカッパ値（κ value）である．この値は2測定者間あるいは同一測定者の2測定回間で結果が一致した割合から偶然の一致を除いたもの，つまり偶然によらない一致率として表される．それぞれの測定者，または測定回をそれぞれ縦軸と横軸にとり，それぞれの結果に対する被験者（または被験検体）の数を入れていく．そして，両者の結果が一致している数，つまり対角線上にある数を合計して被験者の総数で割る．これを観察された一致率（Po）とする．たとえば，100名のカタル症状の小児に対して，医師A，Bともに非特異的かぜと診断したのが61名，急性扁桃炎としたのが7名，急性中耳炎としたのが6名とすると，Poは（61＋7＋6）／100＝0.74となる．次に，それぞれの観察者がその結果を被験者のどのくらいの割合として診断したかを求め，両者の割合を互いにかけたものを合計し，偶然と期待される一致率（Pe）とする．たとえば，前の例で，A医師は75名を非特異的かぜ，15名を急性扁桃炎，10名を急性中耳炎と診断し，B医師はそれぞれ65名，20名，15名としたならば，Peは0.75×0.65＋0.15×0.2＋0.1×0.15＝0.5325となる．カッパ値はこれらより次の式で求められる．

$$\kappa = \frac{Po - Pe}{1 - Pe} = \frac{0.74 - 0.5325}{1 - 0.5325} = 0.44$$

このような検査では，これらの一致項目を基に診断基準（diagnostic criteria）が形成される（表18）。

(5) 患者アウトカム （必修9－B－f）

患者アウトカム（patient outcomes，または health outcomes）とは，単に治療により身体的所見や検査所見がどのように改善したかという成果ではない。それは，治療により患者の健康状態がどのように評価されたかを示す指標である。つまり，治療の効果を患者の立場で評価するためのものである。最も簡単で最終的な評価は「治癒」であろう。しかし，治癒が困難な疾病であってもその治療が効果的で満足のいくものであったと患者は考えるかもしれない。WHOの定義のように，「健康」が単に「病気でない」ということでなく，

表18　κ（カッパー）値の算出

観察者1	観察者2			計
	判定A	判定B	判定C	
判定A	a	b	c	d
判定B	e	f	g	h
判定C	i	j	k	l
計	m	n	o	p

$Po = \dfrac{a+f+k}{p}$

ただし　$p = a+b+c+e+f+g+i+j+k$
　　　　　　$= d+h+l$
　　　　　　$= m+n+o$

$Pe = \dfrac{d}{p} \times \dfrac{m}{p} + \dfrac{n}{p} \times \dfrac{n}{p} + \dfrac{l}{p} + \dfrac{o}{p}$

$\kappa = \dfrac{Po - Pe}{1 - Pe}$

「身体的，精神的および社会的によい状態である」ことから，完全に治癒していなくてもよりよく生きていくことができる状態であれば，治療はある意味で効果があったといえるからである。また，莫大な費用をかけて治療してもそのために患者本人の経済的負担が大きければ「よい治療」といえるだろうか。このような点をすべて考慮したのが患者アウトカムである。特に，生活の質（quality of life, QOL）や満足度などは患者側の評価として重要で，これらを患者申告による成果（patient-reported outcomes）という。ここでいうQOLには，生活資源や世帯収入なども項目に入る全般的QOL（generic QOL）ではなく，疾患特有の問題に立脚した，日常生活を送るうえでの機能などを評価する健康関連QOL（health-related QOL）が用いられる。このように，治療の成果はあらゆる側面から評価されなくては効果的な治療であるとはいえない。以下に主な患者アウトカムを示す。

  臨床的 死亡率
       病理学的変化
       非致死的な臨床上の結果
       再入院
       疾患や治療の合併症
       生理学的検査
       検体検査
       症状
  患者申告 健康関連QOL
       治療の満足度
  費用 健康サービスの利用度
       直接的費用（治療費など）
       間接的費用（損失労働日など）

※ 健康関連QOLの方向性：健康関連QOLに含まれる内容には以下のようなものがある。（SF-36）
  身体的機能   日常生活の活動能力，努力的な活動能力
  精神的機能   不安，うつ状態，安寧，行動及び感情制御
  社会的機能   社会的接触の量と質
  役割的機能   職務または通常活動遂行能力

認知的機能	注意力，記憶，集中力
活力	活力と疲労
一般的な健康認識	健康に対する全般的な自己評価
疼痛	疼痛の重度と頻度
症状	嘔気，頭痛，めまい，など
性的機能	遂行と満足度
睡眠	睡眠の量と質

※ 満足度と必要性：満足度はしばしば無いものねだりまでも含む願望と混同される。満足度（satisfaction）とは，実際に受けた診療に対しての主観的評価であり，理想を述べた期待（expectation）とは明らかに区別されなくてはならない。また，必要性（needs）は不足している所や人に対しての供給の必要性であり，すでに足りているところにさらにほしいと望む願望（desire）のことではない。このことをふまえて適切な健康サービスの供給が計画されなくてはならない。

※ NNT（number needed to be treated）：治療の有効性を比較評価するのに用いられる指標のひとつにNNT（治療に要する人数）がある。これは，どのくらいの数の患者がその治療をうければひとりの患者が利益を得ることができるかを示したものである。例えば，治療開始後の5年生存率が従来の治療法では30％であったのが，新しい治療法では50％になったとする。もし，従来の治療法を受けていた患者がこれの代わりに新しい治療法を受けるとすると5年生存率は20％増加が期待できる。（見方を変えれば，新しい治療法により死亡のリスクが70％より50％に減少したことになる。この差20％を絶対リスク減少率 absolute risk reduction；ARRという。）つまり，100人の患者がそのような治療を受けたら，そのうち20人では5年生存率の増加という利益を受けることとなる。この逆数（つまりはARRの逆数）をとれば，ひとりの患者がその利益を受けるためには少なくとも5人は新しい治療法を受けなければならないことになる。この5人という数がNNTである。NNTが小さいほど治療の効果が大きいことになる。NNTは疾患の種類に関わらず治療の有効性を比較できるものである。

※ 生存分析（survival analysis）：治療の効果や予後を評価する場合，同一時点で観察した結果のみ用いるならば観察期間の違いやセンサリングが問題となる。例えば，観察期間が1年の者と10年の者では同じ死亡でも解釈が異なるはずである。だからといって，たとえば5年生存率だけで分析したとすると，5年生存

率が80％だが10年生存率が20％の治療と5年生存率が60％だが10年生存率が40％の治療ではどちらが優れているといえるだろうか。このような時間経過を配慮したアウトカムの分析が生存分析である。つまり，時間経過による生存率の変化を見るのである。生存分析は主に死亡という事象（出来事）を扱っているが，別の事象，例えば留年だとか社会復帰でもよい。ある事象が時期を経てどのように変化したか（分析のためには時とともに割合が減少するものを用いる）を示すものであればよい。生存分析の方法には，大きな標本サイズで用いる生命表（life table）や比較的少人数でも用いることのできるカプラン・マイヤー法（Kaplan-Meier method），多数の要因を考慮したコックスの比例ハザードモデル（Cox's proportional hazard model）などがある。

※ 予後の予測：単に結果として治療の効果を知るだけでなく，臨床現場においてはどのような要因が患者の予後に影響を与えているかを知ることも重要である。つまり，治療によりどのような検査結果となったか，どのような状態になったかではなく，どのような検査結果やどのような状態（たとえば重症度）の患者では治療の効果に差が出てくるかも重要な情報である。このような予後の評価に用いられるのが重回帰分析（multiple regression analysis）や多重ロジスティックモデル（multiple logistic model），ポアソン回帰（Poisson regression）などである。生存分析のコックスの比例ハザードモデルも同様に用いられる。これらは要因と予後の関係を示すだけでなく，これらの分析により得られた回帰式を用いることで新たな患者の予後を予測することも可能となる。つまり，最も適切な患者に対して適切な治療を行うことで治療の質を高めることとなる。

3. 基準値 （必修9－C）

(1) 基準範囲の概念 （必修9－C－a）

　検査結果を臨床的に解釈する際に，どの値であれば「正常」と判断されるのであろうか。ここで問題となるのは「正常とは何か」ということである。従来は検査結果の判定に正常値，正常域が用いられてきた。しかし，正常とされる値には疾病のある者や，その範囲を超えても正常である者が混在する

場合がある。また，複数の検査を組み合わせて判定することの多い現状では，単にひとつの検査が正常域を脱していたからといってそれだけで疾患があると判定できない場合もある。また，検査で判定される病態が必ずしもひとつの疾患だけのものとは限らず一義的に決められないこともある。このために，正常域という言葉が不適切であるとされ，今日では**基準値**（reference values），**基準域**（reference intervals）という用語が用いられている。基準値は，先に述べた背景故に，疾病との対比で考えられるものではなく，たいていの健常人がとりうる値として定められたものである。もし，疾患の有無との判定の目安が考慮されるならば，基準値よりもカットオフ値（病態識別値ということもある）で判断されなくてはならない。また，基準値は健常人集団が現時点でとりうる値であるので，将来的な疾病の発生のリスクを考慮したものではない。この場合には疫学調査に基づいたリスクの増加と関連づけて検討されるべきである。これらの病態識別値との違いは，基準値では上限と下限が存在するが，病態識別値では単一の境界値が設定されることである。

　基準値の設定には，健常と思われ，かつ生活習慣が共通する集団において，その計測値を求めて中央値を含む95％の個体が占める上限値と下限値の範囲が用いられる。95％という範囲は，すでに疫学編の分布の項で述べたように，正規分布であれば平均値に標準偏差の2倍を加減した値，つまり$m±2SD$の範囲となるが，測定値の分布は必ずしも正規分布とならないので，安易にこのような結論をしてはならない。まず，測定値の分布を調べて，必要ならば対数変換して対数正規分布より求めるか，t分布やその他の分布より決定する。また，健常と思われ集められた集団で飲酒，喫煙，肥満，妊娠，最近の病気罹患，薬物服用，特殊な職業，特殊な環境，特定の遺伝因子など影響する要因がある者は基準集団より除外されなくてはならない。また，後に述べる生理的変動などにより値が異なってくる者は層別化して区別しなくてはならない（図19）。

(2) 生理的変動（必修9－C－b）

　基準値は常に一定の値をとるとは限らない。測定の技術的な変動や様々な生理的条件による変動が見られる。特に生理的変動は基準集団の決定にも影

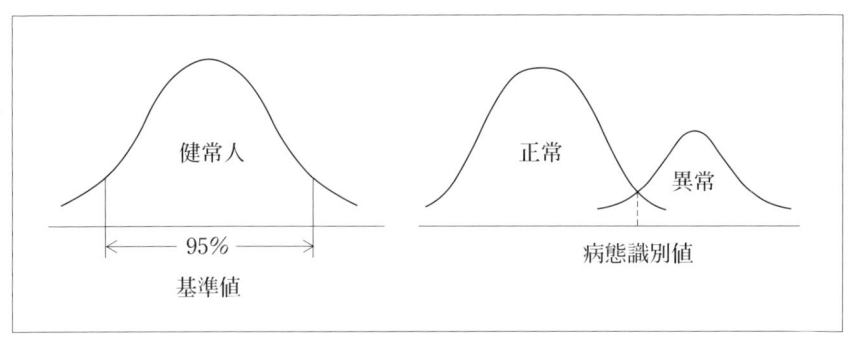

図19 基準値と病態識別値

響し，これらの要因を除くか，別々に分析しなくては正しい基準値を求めることはできない。このような変動要因は交絡因子とも類似したものであり，多変量解析により変数化して組み込むのも手である。生理的変動は個人間変動，個人内変動に区別される。現在までに知られている生理的変動には次のようなものがある。

　　個人間変動　　遺伝要因：個体差，性，人種
　　　　　　　　　時間要因：年齢
　　　　　　　　　生活環境要因：地域差，食習慣，喫煙習慣，飲酒習慣，職業
　　個人内変動　　時間要因：日内変動，日間変動，季節変動，性周期，妊娠
　　　　　　　　　行動要因：食事，運動，体位
　　　　　　　　　その他：検体採取部位

(3) 性差，年齢差 (必修9－C－c)

　先に述べたように，基準値には生理的変動があるが，特に性差，年齢差は常に考慮すべき要因である。男女間の検査値の違いや小児と成人での違いはあらゆる検査の基準値で検討されている。同一人物で性差による変化はまずありえないが，年齢による差はその採取時期を十分考慮しなくてはならない。

※　質的保証（quality assurance）：検査の精度を維持するには，常に技術的変動を監視しなくてはならない。このような精度の確保が質的保証である。これは検査の反復によるばらつきを一定に維持することで行われる。このことは何も検

査だけの問題ではない。治療や保健活動においても提供するサービスの成果，例えば手術成功率や保健婦訪問指導回数などが日によって，あるいは人によってばらつきがあれば質の高い健康サービスであるとはいえない。ばらつきを少なく一定の精度を確保してはじめてより高い目標値（これをベンチマーク benchmark という）へ向けてシフトさせていくのが適切である。このようなばらつきを見る指標のひとつとして変動係数（coefficient of variation, CV）が用いられる。変動係数は以下の式で求められる。

$$CV(\%) = \frac{標準偏差}{平均値} \times 100$$

4. 有効性と効率性 （必修9-D）

「よい医療」とはどのようなものを指しているのであろうか。今まで述べてきたことから，精度と正確度の高い医療，ということがひとつには言えるであろう。しかし，精度と正確度が高い医療でも，有害性も高い，あるいは高価なものであったらどうだろうか。また，一部の人のみ利用可能な医療ならどうだろうか。そこで，よい医療考える時には3Eを考慮する必要が出てくる。この3Eとは効能（efficacy），効果（effectiveness），効率（efficiency）のことであるが，効能とは医療そのものが病態改善のために役立つ能力であり，効果とは目的とする成果の達成度であり，効率とは経済的な資源利用である。この違いは薬物治療を例にとるとわかりやすい。効能とは薬物中の有効成分そのものが病態改善に役立つ化学物質としての能力である。一方，効果とはこの化学物質が薬剤の形になった時，他の含有物質が持つ影響や病態改善以外の，たとえば副作用などの害，投与量や投与方法による違い，患者の服薬コンプライアンスや印象など治療として用いた時の結果である。効率は人的労力や供給体制，価格などコストとして比較されるものをいう。その薬物の効能があるといって，効果や効率を無視しては「よい薬物治療」とは言えない。

(1) 効率とリスク （必修9－D－a）

　保健・医療の目的とは何であろうか。それは疾病の発生や死亡といった個人や社会に不利益となる結果を減少させることである。それでは，保健・医療サービスの目的とは何であろうか。それはそのような結果をもたらすリスクを減少させることである。疾病発生のリスクを減少させるのが予防を中心とした保健サービスなら，死亡や日常生活活動の制限のリスクを減少させるのが治療を中心とした医療サービスである。それでは，リスクとは何であろうか。リスクとはそのような好ましくない結果・事象を起こしうる確率である。つまり，保健・医療サービスとはこの確率を減らすための対策に他ならない。それでは，どのような場合においてもその対策は有効に機能するだろうか。そして，投入しただけの資源に見合った成果を得ることができるだろうか。ここで効率の問題が生じてくる。スクリーニング検査の検査前確率と検査後確率の例を思い出してもらいたい。同じ費用をかけても，元より検査前確率つまり有病率の低い集団では，それが高い集団に比べて検査後確率つまり発見率が低くなり，効率的とはいえない。同じ事が治療でもいえる。たとえば，肝硬変の治療でもアルコール性肝炎でリスクの高い地域とウイルス性のリスクが高い地域では効率的な治療方法は当然異なってくる。このように，リスクと効率性の問題より保健・医療サービスの優先順位は検討されなければならない。

※　ハイリスク・アプローチ（high risk approach）と集団アプローチ（population approach）：疾病対策へのアプローチには2種類ある。集団のうち特にリスクの高い人々に限定して対策を講じるアプローチがハイリスク・アプローチであり，集団全体に働きかけるのが集団アプローチである。しばしば集団のデータはリスクの高い部分が長く尾を引いたような歪んだ分布を示す。このような分布を取る場合には，この長く尾を引いているリスクの高い部分に焦点を当てて対策を講じる。これがハイリスク・アプローチであり，特定の疾病予防で用いられる方法である。一方，全体としてあまり歪みの少ない分布を示す集団では，全体をよりよい方向へシフトさせる対策が取られる。これが集団アプローチであり，健康増進で用いられる方法である（図20）。

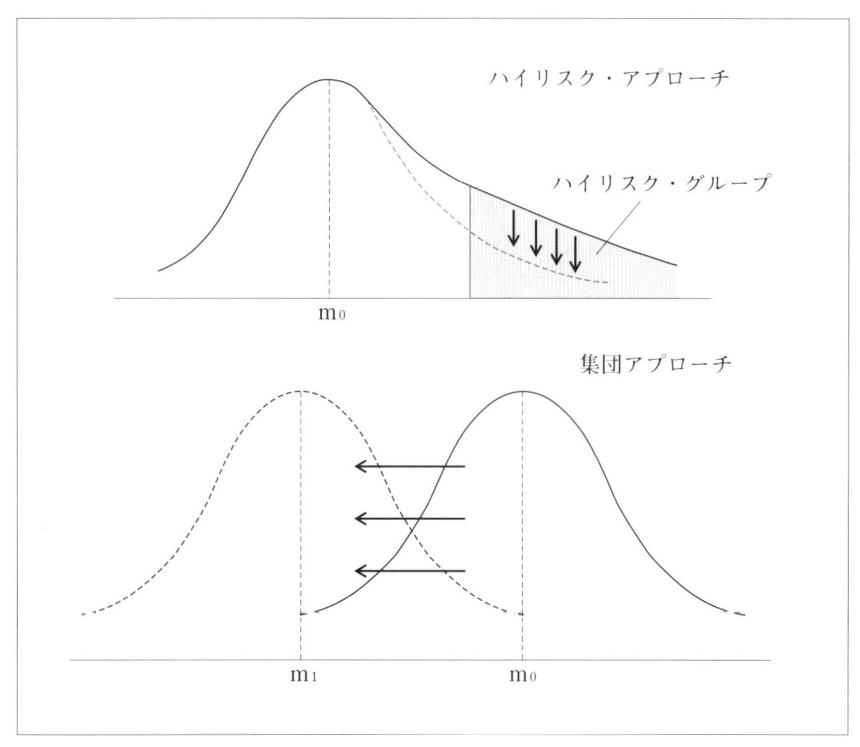

図20 ハイリスク・アプローチと集団アプローチ

(2) 費用効果性 （必修9－D－b）

　効率性を検討するためには，どのぐらいの資源が投入されればどのくらいの結果が得られるか，あるいはどのくらいの結果を得るためにはどのくらいの資源を要するのか，医療経済的な評価をしなくてはならない。この費やした資源を費用に換算して分析する方法を**費用分析**（cost analysis）と総称する。費用には診察費や検査代，治療費といったような直接かかった金銭である**直接費用**（direct costs）と，休業により得られなかった給料や移動あるいは家族が費やした時間を金銭に換算したもののような**間接費用**（indirect costs）がある。これらの費用当たりの効果について検討したのが**費用効果分析**（cost-effectiveness analysis）である。効果にはさまざまな疫学的指標が用いられる。

たとえば，ある治療による1円当たりの死亡率の減少，あるいは死亡率1％減少に要する費用といったものを算定する。

※　その他の費用分析：費用効果分析以外にも以下のような費用部咳分析がある。
①　費用最小化分析（cost-minimization analysis）：効果の差がほとんど同じような医療行為を比較する場合に，最も費用が最小となるものを調べる方法である。
②　費用便益分析（cost-benefit analysis）：医療行為の結果を金銭に換算して費用と対比させる方法である。便益には医療費の削減のような直接的なものと損失せずに済んだ所得のような間接的なものがある。
③　費用効用分析（cost-utility analysis）：QOLを考慮した効果と費用の関係を調べる方法である。QOLを考慮した効果にはしばしば質で調節した生存年（quality-adjusted life year，QALY）が用いられるが，これは同じ1年を生きるのでも身体的状況による価値が異なることを考慮して重み付け（たとえば，社会復帰していれば1，寝たきりなら0.4，植物状態なら0.1）を行ったものである。この重み付けを効用値といい，生存年に効用値をかけたものをQALYとする。効用値を決める方法には，評点尺度法（rating scale），標準ギャンブル法（standard gamble），時間得失法（time trade-off），などがある。

※　分配の公平性：費用効果性と公平性はしばしば相反するものとなる。費用効果性を考慮すれば同じ費用をかけても効果の大きい部分（たとえば，地域，年齢層など）に重点を置いてサービスが提供されるかもしれない。しかし，地域差などを設けず公平に資源を分配（input）したり，公平に同じだけサービスを提供（output）したり，同じ死亡率減少などの効果を得る（outcome）ようにすれば，費用効果性は減少することになるかもしれない。公平性は哲学的問題を含んでいる。

※　健康サービス研究（health services research）：保健や医療など健康サービスは効率的かつ効果的に提供されてこそ人類の健康の維持向上に役立つ。このような健康サービスのあり方を検討する分野が健康サービス研究である。より具体的に述べると，健康サービス研究の概念や方法とは，ヘルスケア・システムの構造（structure），過程（process），成果（outcome）を記述，分析，評価することで健康サービスのあり方の方向性を与えることである。構造とは，リスクのある集団とはどのような性質のものか，その集団にどのような環境が影響を

与えるか，保健・医療の供給体制がどのようであるか，ということである．過程とは，どのようにそのサービスが利用され，どのような健康リスクにあるか，である．成果とは，健康サービスの結果，その集団がどのようになるか，ということである．健康サービス研究には保健・医療体制についての健康政策的研究や医療経済的研究も含まれてくる．健康サービス研究で問題となる枠組みを図に示す．今後は，質の高い，効率的な保健・医療を考えるうえで健康サービス研究の分野が発展していくものと思われる（図21）．

5. 臨床試験と倫理性（必修9－E）

(1) 第Ⅰ・Ⅱ・Ⅲ・Ⅳ相試験（必修9－E－a）

　新薬の開発において，薬理作用や毒性，製剤化など実験室での基礎研究を行った後に，実際に薬として製品化するためには人間を対象とした臨床試験が行われなければならない．この臨床試験は対象と目的により4つの段階がある．**第Ⅰ相試験**（phase Ⅰ trial）は人間における吸収・代謝・妊孕性を調べ，安全性を確認することを目的とし，10ないし20人以上の健常人ボランティアを対象に行われる．この試験の後，治療に用いる用量を設定することを目的に，治療対象疾患に罹患している患者50ないし100人以上を対象とした**第Ⅱ相試験**（phase Ⅱ trial）が実施される．さらに，既存の治療薬やプラシーボなどと効能を比較する目的で，治療対象疾患に罹患している患者200ないし1,000人以上を対象とした**第Ⅲ相試験**（phase Ⅲ trial）が実施される．基礎研究からこの段階まででおよそ3～7年を要しするが，第Ⅲ相試験で効能が確認されたところで製造承認が申請され，審査で承認されれば市販されることとなる．市販されてからも，費用効果性，費用便益性，費用効用性，患者アウトカムや副反応に関する情報を得るための大規模な市販後調査が行われる．これが**第Ⅳ相試験**（phase Ⅳ trial）で，実際に治療した患者5,000ないし10,000人以上を対象とする．この結果に基づいて再審査され，安全で有効な薬剤として広く用いられることとなる．

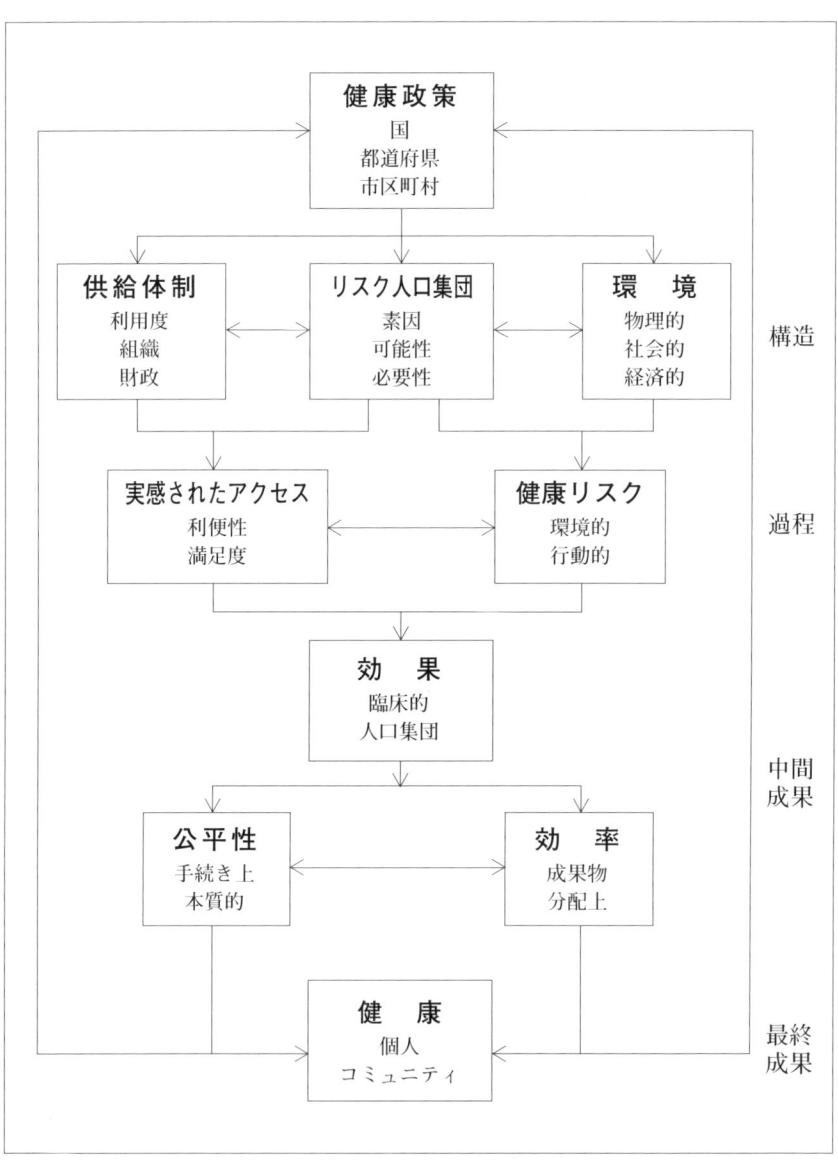

図21 健康サービス研究の枠組み

(2) ヘルシンキ宣言 (必修9－E－b)

臨床研究は人間を対象とするために，その人権や利益を損なわないような倫理性が問題となる。そこでこの問題に言及したのがヘルシンキ宣言である。ヘルシンキ宣言の正式名称は「**ヒトにおける生物医学的研究に携わる医師のための勧告**」で，ヘルシンキにおいて1964年に開催された世界医師会総会で採択され，その後1989年と2000年に改定された。そこでは，「医学の進歩は研究に基づくものであるが，その研究の一部分は最終的には人体実験に頼らざるを得ない。そこで，世界医師会は人類を含む生物医学的研究に携わる医師に次のように勧告する。」と述べられ，研究医が守るべき倫理について列記されている。以下に重要な項目を抜粋する。（日本医師会訳に基づく）

序言
- 人類の健康を向上させ，守ることは医師の責務である。医師の知識と良心はこの責務達成のために捧げられる。
- ヒトを対象とする医学研究の第一の目的は，予防，診断及び治療方法の改善並びに疾病原因及び病理の理解の向上にある。

すべての医学研究のための基本原則
- 被験者の生命，健康，プライバシー及び尊厳を守ることは医学研究に携わる医師の責務である。
- ヒトを対象とする医学研究は，一般的に受け入れられた科学的原則に従い，科学的文献の十分な知識，他の関連した情報源及び十分な実験並びに適切な場合には動物実験に基づかなければならない。
- ヒトを対象とする医学研究は，科学的知識のある人によって，臨床的に有能な医療担当者の監督下においてのみ行われなければならない。被験者に対する責任は常に医学的に資格のある人に所在し，被験者が同意を与えた場合でも決してその被験者にはない。
- ヒトを対象とするすべての医学研究プロジェクトは，被験者または第三者に対する予想しうる危険及び負担を，予見可能な利益と比較する注意深い評価が事前に行わなければならない。すべての研究計画は一般に公開されていなければならない。

- ヒトを対象とする研究はすべて，それぞれの被験予定者に対して，目的，方法，資金源，起こりうる利害の衝突，研究者の関連組織との関わり，研究に参加することにより期待される利益及び起こりうる危険並びに必然的に伴う不快な状態について十分な説明がなされなければならない。対象者はいつでも報復なしに，この研究への参加を取りやめ，または参加の同意を撤回する権利を有することを知らされなければならない。対象者がこの情報を理解したことを確認の上で，医師は対象者の自由意思によるインフォームドコンセントを，望ましくは文書で，得なければならない。文書による同意を得ることができない場合には，その同意は正式な文書に記録され，証人によって証明されることを要する。
- 法的無能力者，身体的もしくは精神的に同意ができない者，または法的に無能力な未成年者を研究対象とするときには，研究者は適用法の下で法的な資格のある代理人からインフォームドコンセントを取得することを要する。

医療と結びついた医学研究のための追加原則
- 医師が医学研究を医療と結びつけることができるのは，その研究が予防，診断または治療上価値があり得るとして正当であるとされる範囲に限られる。医学研究が医療と結びつく場合には，被験者である患者を守るためにさらなる基準が適用される。
- 新しい方法の利益，危険，負担及び有効性は，現在最善とされている予防，診断及び治療方法と比較考量されなければならない。ただし，証明された予防，診断及び治療方法が存在しない場合の研究において，プラシーボまたは治療しないことの選択を排除するものではない。

(3) インフォームドコンセント (必修9－E－c)

医療倫理の立場から，治療や検査，調査を行う際には被験者にその内容についての詳しい情報を与え (inform)，文書による同意 (consent) を得なければならない。これがインフォームドコンセント (informed consent) である。

医療ではこの説明責任（accountability）がよく問題となるが，特に臨床研究に関してはヘルシンキ宣言においてその必要性が強調されていることは前述のとおりである。新薬開発における臨床試験では，以下の項目が説明必要項目として同意書に記載されなくてはならない。

① 治験の試験性
② 目的・方法
③ 治験責任医師の氏名，職名，連絡先
④ 治療の予想される利益，不利益，危険性
⑤ 代替治療法と，予想される利益，不利益，危険性
⑥ 治験参加予定時間
⑦ 予定被験者数
⑧ 新情報の被験者への伝達方法
⑨ 第三者による病歴閲覧
⑩ プライバシーの保護
⑪ 健康被害の治療，補償法
⑫ 研究不参加，途中中止でも不利益を受けないこと
⑬ 治験中止時の条件，理由
⑭ 参加者の費用負担・経済的特典
⑮ 詳細情報を得る時の医療機関の担当者
⑯ 参加者の遵守事項
⑰ 当該治験の必要事項

索 引

あ

ROC 曲線　56

い

EBM　45
医療技術評価　52
intention-to-treat analysis　42
インフォームドコンセント　76

う

後ろ向き研究　34

え

SES　8
SMR　22
NNT　65
N-of-1 試験　43

お

横断研究　29
オッズ比　27

か

階級　3
外的妥当性　8
介入　40
介入研究　34, **40**
カットオフ値　56
カッパ値　62
カテゴリー・データ　2
観察研究　34
観察者間信頼性　61
観察バイアス　9
患者アウトカム　63
患者対照研究　35
感度　54

き

偽陰性率　54
既往コゥホート研究　35
期間有病率　20
危険因子　7
危険度, 相対　25
危険度, 寄与　25
危険度, 絶対　24
記述疫学　29
基準域　67
基準関連妥当性　62

基準人口集団　22
基準値　67
帰無仮説　32
偽陽性率　54
寄与危険度　25

く

区間推定　33
グループマッチング　37

け

系統的総説　47
健康関連QOL　64
健康サービス研究　72
健康労働者効果　11
検査後確率　58
検査―再検査信頼性　61
検査前確率　58
検出力　32

こ

効果　69
交互作用　14
交叉比較試験　43
構成概念妥当性　62
構造化要約　47
効能　69
コゥホート研究　35

コゥホート研究，既往　35
個別マッチング　37
交絡　13
交絡因子　13
効率　69
根拠に基づいた医療　45

さ

最頻値　5
算術平均　4

し

思案バイアス　10
時系列研究　31
自己選択バイアス　**11**,61
実験疫学　40
質的データ　2
質的保証　68
質問者バイアス　11
至適基準　62
従属変数　2
集団アプローチ　70
縦断研究　29
出版バイアス　48
準実験デザイン　40
順序尺度　2
情報バイアス　9
診断バイアス　9
信頼区間　33

信頼性　8
信頼性，観察者間　61
信頼性，検査—再検査　61
診療ガイドライン　53

せ

正確度　8
正規分布　4
正規分布，標準　4
生存分析　65
生態学的研究　29
生態学的錯誤　30
精度　8
生理的変動　67
絶対危険度　24
説明変数　2
潜在的余命損失年数　23
選択バイアス　11
センサリング　12

そ

想起バイアス　10
層化　14
総感度　54
相対危険度　25
相対度数　3
総特異度　54
測定バイアス　11

た

第1種の過誤　32
第Ⅰ相試験　73
第Ⅲ相試験　73
第2種の過誤　32
第Ⅱ相試験　73
第Ⅳ相試験　73
対立仮説　32
脱落バイアス　12
妥当性　8
妥当性，外的　8
妥当性，基準関連　62
妥当性，構成概念　62
妥当性，内的　8
妥当性，内容　61
多変量解析　14

ち

地域相関研究　29
中央値　4
中途打ち切り例　12
治療意図による分析　42

て

点有病率　20

と

特異度 54
独立変数 2
度数 3
度数分布表 3

な

内的妥当性 8
内容妥当性 61

に

入院バイアス 11

ね

年齢調整死亡率 22

の

ノンパラメトリック検定法 4

は

バイアス 8
バイアス,観察 9
バイアス,思案 10
バイアス,自己選択 11,61
バイアス,質問者 11

バイアス,出版 48
バイアス,情報 9
バイアス,診断 9
バイアス,選択 11
バイアス,想起 10
バイアス,測定 11
バイアス,脱落 12
バイアス,入院 11
バイアス,未受信者 11
バイアス,罹患者―有病者バイアス 12
バイアス,リードタイム 60
バイアス,レングス 60
ハイリスク・アプローチ 70
パラメトリック検定法 4
反応性 62

ひ

比 19
批判的吟味 48
費用効果分析 71
費用効用分析 72
費用最小化分析 72
標準化 22
標準化死亡比 22
標準誤差 7
標準正規分布 4
標準偏差 5
費用便益分析 72
費用分析 71

標本抽出 5
標本平均 5
頻度 3

ふ

分析疫学 34
分布 3

へ

平均値 4
並行検査 54
ヘルシンキ宣言 75
変動係数 69

ほ

母集団 5
ホーソン効果 10
母平均 5

ま

前向き研究 34
マッチング 14, **35**
マッチング,グループ 37
マッチング,個別 37
満足度 65

み

未受診者バイアス 11

む

無作為化 14
無作為抽出 42
無作為比較対照試験 42
無作為割り付け 42

め

名義尺度 2
メタアナリシス 47
メディアン 4

も

盲検化 42
目的変数 2
モード 5

ゆ

尤度比 58
有病率 20
有病率,期間 20
有病率,点 20

よ

陽性反応適中度　58

ら

罹患者―有病者バイアス　12
罹患率　20

り

離散変量　2
リスク要因　7
率　19

リ

リードタイム・バイアス　60
量的データ　2
臨床疫学　18
臨床判断学　45

る

累積度数　3

れ

レングス・バイアス　60
連続検査　44
連続変量　2

原野　悟（はらの　さとる）
日本大学医学部公衆衛生学講師
＜略歴＞
1983 年　　日本大学医学部卒業
1987 年　　日本大学大学院医学研究科修了、医学博士
2001 年　　米国ジョンズ・ホプキンス大学公衆衛生大学院修了、MPH（公衆衛生学修士）
日本大学医学部脳神経外科学助手、中駿赤十字病院脳神経外科部長、
日本大学医学部公衆衛生学助手を至て平成 11 年より現職。
厚生省「健康づくりのための休養指針」策定作業部委員、
厚生省「健康日本 21」休養・こころの健康づくり分科会委員などを歴任。

＜主な著書＞
「新衛生・公衆衛生学」（共著、日本醫事新報社）
「EBM ワークブック」（英訳、医歯薬出版）
「これからの健康づくり」（分担、東京都健康づくり推進センター）
「医療の基本 ABC」（分担、日本医師会）
「水泳プール管理マニュアル」（分担、日本プール施設アメニティ協会）

© 2002　　　　　　　　　　　　　　　第 1 版発行　2002 年 1 月 20 日

EBM がわかる疫学と臨床判断

定価（本体 1,200 円+税）

検印省略		著　者	原野　悟

発行者　　服部　秀夫
発行所　　株式会社 新興医学出版社
〒113-0033　東京都文京区本郷 6 丁目 26 番 8 号
電話　03（3816）2853　　FAX　03（3816）2895

印刷　株式会社 藤美社　　ISBN4-88002-446-5　　郵便振替　00120-8-191625

・本書の複製権・翻訳権・譲渡権・公衆送信権（送信可能化権を含む）は株式会社新興医学出版社が所有します。
・JCLS〈(株)日本著作出版権管理システム委託出版物〉
本書の無断複写は著作権法上での例外を除き禁じられています。複写される場合は、その都度事前に(株)日本著作出版権管理システム（電話 03-3817-5670，FAX 03-3815-8199）の許諾を得てください。